Uwe Siebler

Fit durch Salze

12 lebenswichtige Mineralien

3. Auflage 2000

ISBN 3-929674-01-7

Herstellung: WzG Verlag GmbH, Dormagen

Dieses Buch wurde auf 100% chlorfrei gebleichtem Papier gedruckt.

FIT DURCH SALZE

UWE SIEBLER

ILLUSTRATIONEN

VON

ERNST KOLBE

UWE SIEBLER VERLAG

Inhaltsverzeichnis

Salze braucht der Mensch

Wenn Sie den Titel dieses Buches lesen, werden Sie möglicherweise denken: „Das kann doch gar nicht sein.“ Überall ist zu lesen, wie gefährlich Salz ist, und jetzt kommt jemand, der behauptet das Gegenteil. Es ist tatsächlich so! Der Mensch braucht Salz, um überhaupt leben zu können. Nun ist hier nicht nur unser Kochsalz gemeint, das wäre wirklich zu einfach. Es gibt noch andere Salze, die für unsere Gesundheit wichtig sind.

Ich stelle Ihnen nun einen Mann vor, der sich auf diesem Gebiet sehr verdient gemacht hat. Es ist Dr. Wilhelm Schüßler.

Sie werden jetzt wahrscheinlich überlegen, wann und wo Sie diesen Namen schon einmal gehört haben. Die meisten von Ihnen werden ihn gar nicht kennen, denn er steht traurigerweise in keinem Lexikon. Da er zu Ihrer Gesundheit aber einiges beitragen kann, möchte ich Ihnen Dr. Schüßler und seine Arbeit vorstellen. Das ist gar nicht so einfach, denn er ist schon 1898 gestorben. Immerhin hat er das Alter von 72 Jahren erreicht. Wenn wir ihn kennen lernen wollen, müssen wir uns also in das 19. Jahrhundert begeben.

Vielleicht werden Sie jetzt sagen, das geht doch gar nicht. Wer von Ihnen den Film „Zurück in die Zukunft“ gesehen hat, der weiß, dass mit der modernen Technik alles möglich ist. Ich lade Sie jedenfalls zu einer solchen Reise ein. Sie brauchen nichts weiter zu tun, als sich in Ihrem Sessel bequem zurückzulehnen. Halt! Vorher müssen wir noch das Jahr eingeben. Wir müssen in das Jahr 1873. So, jetzt kann es losgehen.

1990 — 1950 — 1900 — 1873.

Das ging aber schnell, wir sind schon angekommen und können Dr. Schüßler bereits erkennen.

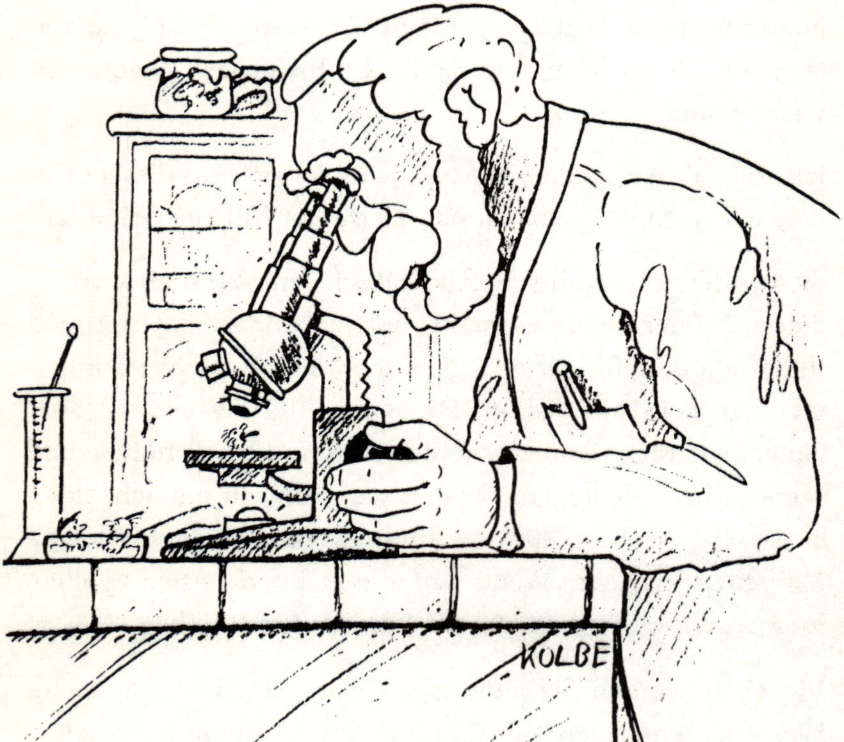

Es ist noch etwas unscharf, aber nun ist es klar. Wir sehen Dr. Schüßler jetzt in seiner Praxis in Oldenburg, die auch gleichzeitig sein Labor ist. Er arbeitet gerade an einer neuen Therapie. Schauen wir doch mal zu:

Dr. Schüßler: „Es muß doch gehen. Ich bin mir ganz sicher, dass ich kurz vor dem Durchbruch stehe. Am besten, ich gehe alles noch einmal durch. Eines steht fest:

Die kleinste Lebenseinheit ist die Zelle.

Was hat dieser Dr. Virchow[1] noch zu der Zelle und Krankheiten gesagt? Ach ja, da hab ich es:

Das Wesen der Krankheit ist die pathogen (krankhaft) veränderte Zelle.

Moleschott[2] hatte doch noch eine wichtige Aussage gemacht:

Gesund bleiben kann der Mensch nur, wenn er die nötigen Mineralstoffe in der erforderlichen Menge und im richtigen Verhältnis besitzt.

---

1) Virchow: geb. 1821; Direktor des Pathologischen Institutes in Berlin
2) Moleschott: geb. 1822; Arzt und Physiologe

Daraus habe ich 2 Erkenntnisse gezogen:

1. Erkenntnis:

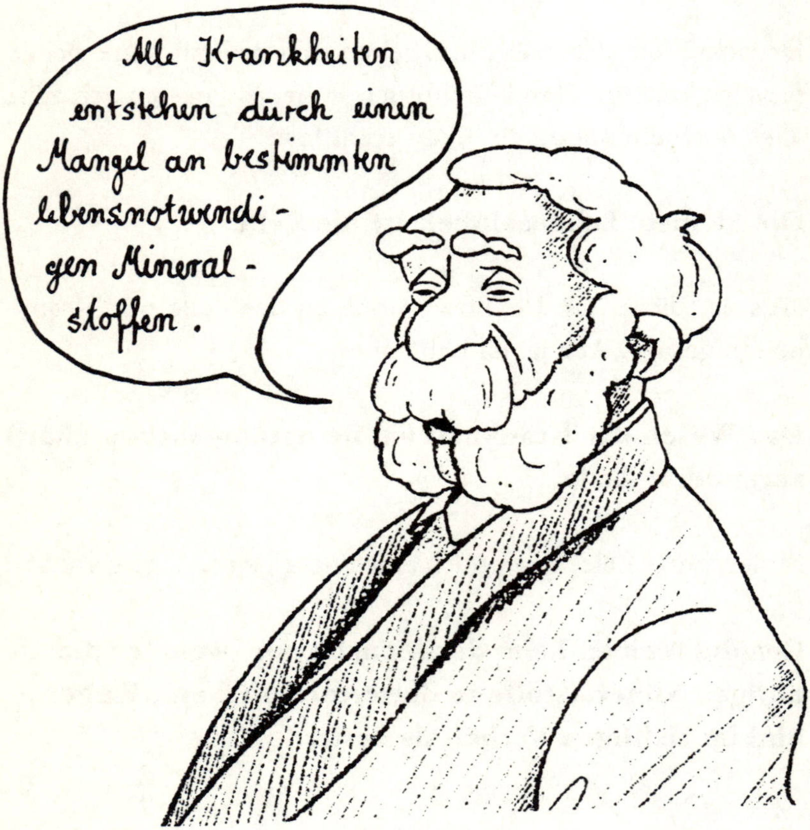
Alle Krankheiten entstehen durch einen Mangel an bestimmten lebensnotwendigen Mineralstoffen.

2. Erkenntnis:

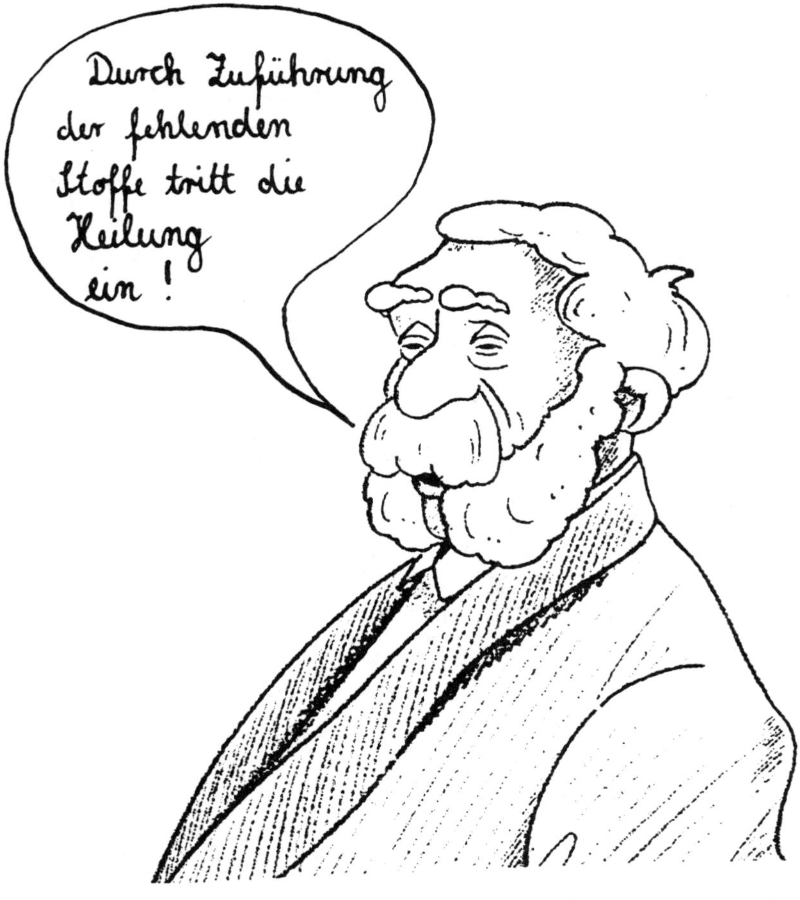

Soweit ist alles klar. Nun stellt sich aber die Frage: Welche der vielen Mineralsalze sind lebensnotwendig? Ich kann doch schließlich nicht alle in meine Therapie aufnehmen, denn es soll ja übersichtlich sein.

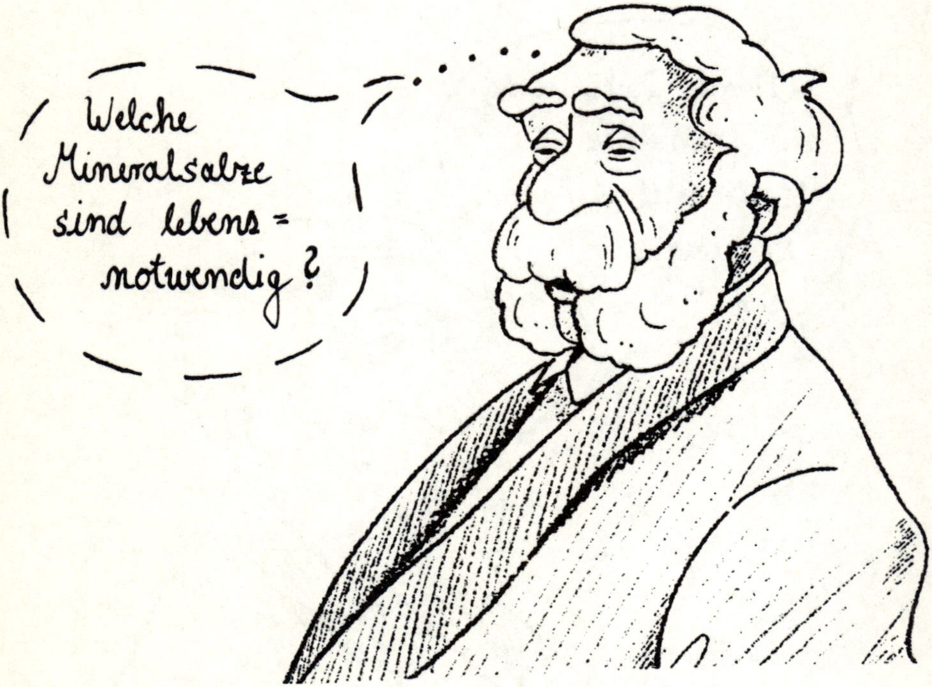

Was haben die zahlreichen Blutuntersuchungen ergeben? Das Blut setzt sich immer anders zusammen, aber 12 Mineralverbindungen sind jedesmal gleich. Bei der Asche im Krematorium ist es genauso. Diese 12 Mineralverbindungen sind auch hier bei jedem vorhanden. Was bedeutet das? Der Organismus muss ständig über sie verfügen können. Also sind sie lebensnotwendig!

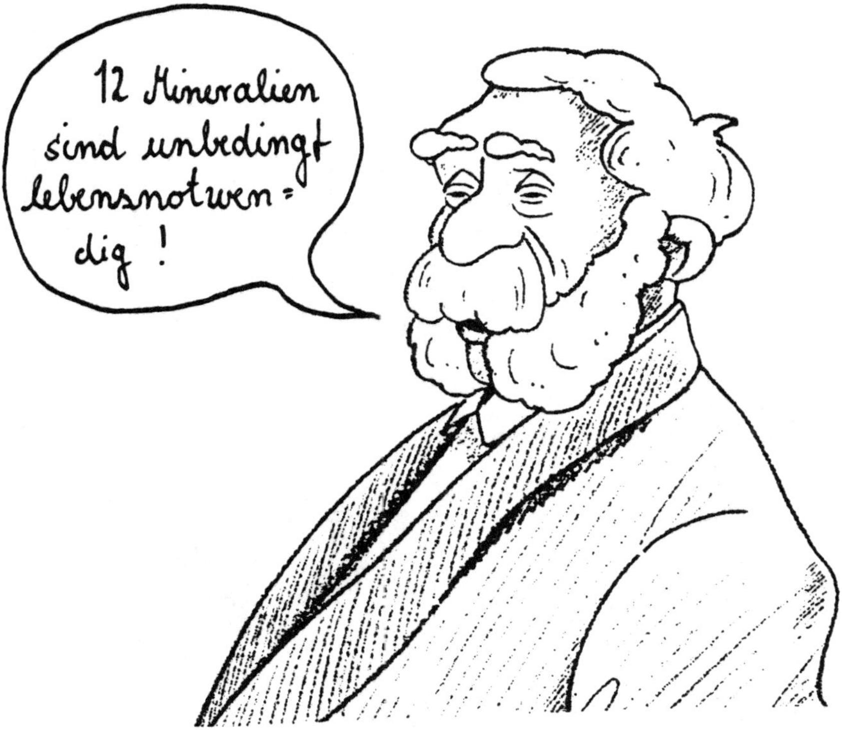

So, unsere Zeit bei Dr. Schüßler ist leider um. Mehr Zeit hat uns die Zeitreisen GmbH nicht bewilligt. Sie möchten sicherlich erfahren, welche Mineralsalze für Sie lebensnotwendig sind? Schlagen Sie das nächste Kapitel auf, dort werden die 12 Salze vorgestellt.

Wenn die Bandscheibe drückt

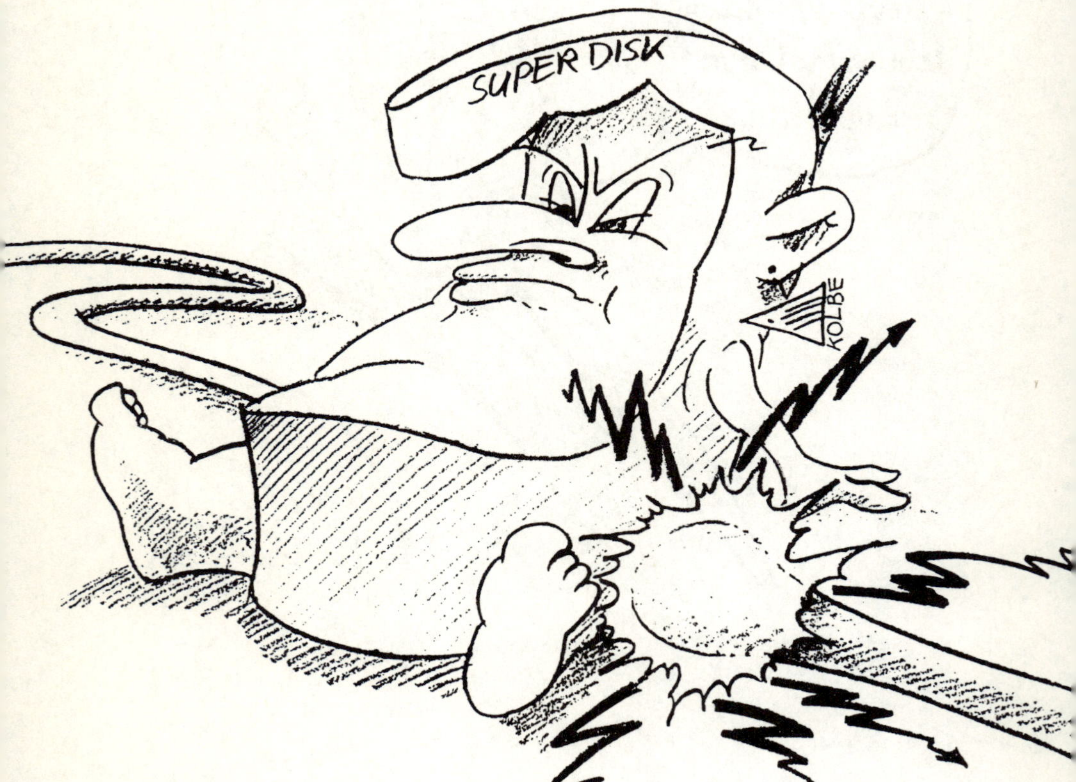

So, wir sind von unserer Reise zurückgekehrt. Sie möchten jetzt sicherlich wissen, welche 12 Mineralsalze Herr Dr. Schüßler entdeckt hat und wie die gesundheitlichen Wirkungen aussehen. Das zeigen wir am besten an einzelnen Beispielen, denn die Anwendungsgebiete sind außerordentlich groß. Dr. Schüßler hat uns im Interview gesagt: Mit meiner Heilweise lassen sich alle Krankheiten behandeln, die sich überhaupt mit Medikamenten behandeln lassen.

Nun zu unserem ersten Beispiel. Sehen wir uns einfach mal Frau Müller an. Frau Müller hat Rückenschmerzen. Sie führt gerade einen inneren Dialog, hören wir einmal zu.

„Oh, da ist schon wieder dieser Schmerz im Rücken. Beim Aufstehen ist es immer besonders schlimm. Wenn ich ein paar Schritte gegangen bin, wird es sicherlich besser. Jetzt, wo die Kinder groß sind, könnte ich so viel unternehmen. Wie schön wäre es, wenn ich mal wieder Tennis spielen könnte, aber bei diesen Rückenschmerzen ist das nicht drin. Ach, jetzt fällt mir auch noch der Schlüssel herunter. Ganz langsam bücken, sonst . . . aua, da ist er wieder, dieser verdammte Schmerz."

„Hallo Frau Müller.“

„Wer spricht da mit mir?"

„Ich bin es, deine Bandscheibe zwischen dem 4. und 5. Lendenwirbel.“

„Was, meine Bandscheibe kann sprechen?"

„Ja, in Ausnahmefällen geht das schon.“

„Bist du das, die mir solche Schmerzen bereitet?"

„Ja, das bin ich."

„Warum tust du das? Kannst du mich nicht in Ruhe lassen?"

„Nein, das kann ich nicht, weil du mich jahrelang vernachlässigt hast."

„Wieso habe ich dich vernachlässigt? Ich bin doch regelmäßig zum Arzt gegangen. Der hat mir oft Massagen verordnet. Zur Kur bin ich sogar deinetwegen gewesen. Und da sagst du, ich hätte dich vernachlässigt."

„Du hast mir aber nicht gegeben, was ich brauche."

„Was brauchst du denn?"

„Ich brauche Calcium fluoratum."

„Was ist denn das?"

„Calcium fluoratum ist ein Mineralsalz, das mir die Festigkeit gibt, die ich benötige."

„Das ist doch Quatsch."

„Das ist kein Quatsch, weil mir das Calcium fluoratum fehlt, bin ich ganz schlapp geworden und quetsche mich seitlich zwischen den Wirbeln heraus. Und da drücke ich dann auf den Nerv. Pass auf, ich drücke jetzt mal."

„Au, ist ja schon gut. Und du meinst, wenn ich dieses Calcium fluoratum nehme, wird es besser?"

„Wenn du jeden Tag 3 mal 2 Calcium fluoratum Tabletten einnimmst, dann werde ich in etwa 9 Monaten wieder fit sein."

Soweit das Gespräch zwischen Frau Müller und ihrer Bandscheibe. Nach den Erkenntnissen Dr. Schüßlers gibt Calcium fluoratum dem Binde- und Stützgewebe, und dazu zählen auch die Bandscheiben, die Festigkeit.

1. Calcium fluoratum

Calcium befindet sich hauptsächlich in den Knochen. Fluor ist im ganzen Organismus zu finden, 96% sind jedoch in den Knochen eingelagert. In folgenden Organen ist es auch nachgewiesen: Nieren, Gehirn, Leber, Herz und Lungen, aber auch in der Linse des Auges ist es zu finden. Daraus ergeben sich umfangreiche Einsatzmöglichkeiten. Beispielhaft möchte ich folgende Indikationen aufführen:

- Arterienverkalkung
- Bandscheibenbeschwerden
- Erschlaffung der elastischen Gewebe
- Gelenkverschluss
- Risse in der Haut
- Fissuren im After
- Krampfadern
- Hämorrhoiden
- In Verbindung mit Nr. 4 (Kalium chloratum) kann der Graue Star günstig beeinflußt werden.

Die Sache mit der Abgespanntheit

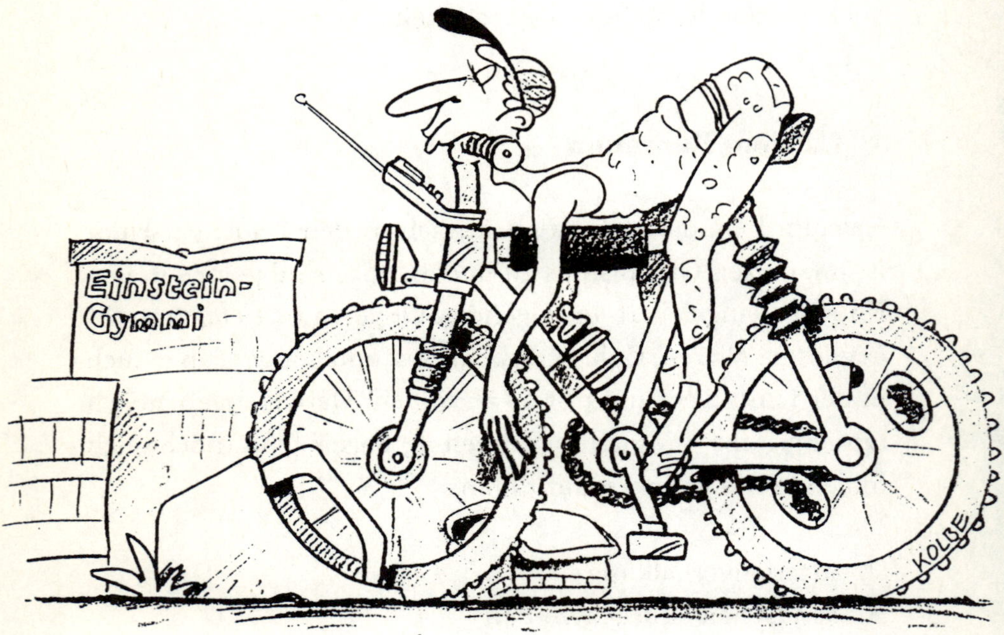

Nachdem wir das erste Mineralsalz Dr. Schüßlers kennengelernt haben, wenden wir uns dem zweiten zu.

Ach du jeh, wie sieht denn Herr Müller aus? Ziemlich abgeschlafft würde ich sagen.

„Hallo Herr Müller:“

„Wer spricht denn da?“

„Hier spricht deine innere Stimme.“

„Und was willst du von mir?“

„Es geht dir zur Zeit gar nicht gut.“

„Ach, ich fühle mich immer so abgespannt. Alle sagen, die Lehrer haben es gut, mittags Feierabend und die vielen Ferien. Aber als Deutschlehrer am Gymnasium wird man ganz schön geschlaucht. Den ganzen Vormittag muss ich mich im Unterricht konzentrieren, da bin ich anschließend fix und fertig. Muss ich dann am Nachmittag noch die langen Aufsätze der Oberstufe korrigieren, ist abends mit mir überhaupt nichts mehr los. Dann trinke ich vor dem Fernseher noch eine Flasche Bier und bin um 9 Uhr eingeschlafen. Das macht mich ganz unzufrieden.“

„Und was tust du dagegen?“

„Ich weiß, nicht viel, ich sollte vielleicht häufiger spazieren gehen, aber mir fehlt die Zeit dazu.“

„Mehr fällt dir nicht ein?“

„Was könnte ich denn noch tun?"

„Hast du schon von Calcium phosphoricum gehört?"

„Nein, sollte ich das?"

„Ja, denn Calcium phosphoricum ist in allen Zellen enthalten und in so wichtigen Organen wie Leber und Schilddrüse."

„Was hat das mit meiner Abgespanntheit zu tun?"

„Die Schilddrüse ist das Steuerorgan für den Stoffwechsel. Produziert die Schilddrüse nicht genügend Hormone, werden deine Energien auf Sparflamme gestellt. Um aber genügend Hormone produzieren zu können, braucht die Schilddrüse Calcium phosphoricum."

„Ach so ist das. Na, dann kann ich ja noch hoffen."

Nehmen Sie in diesem Fall dreimal täglich 2 Tabletten Calcium phosphoricum.

Calcium phosphoricum ist nicht nur ein wichtiges Mineralsalz bei geistiger Abgespanntheit, es spielt auch eine große Rolle bei der Knochenbildung, ebenso wie Calcium fluoratum.

2. Calcium phosphoricum

Phosphor ist im menschlichen Organismus hauptsächlich im Skelett zu finden. Aber es ist auch im Blut enthalten. Phosphor ist ein wichtiger Baustein der lebenden Zelle. Ohne Phosphor ist eine Muskelarbeit nicht möglich. In der Verbindung mit Calcium finden wir Phosphor in allen Zellen des menschlichen Körpers. Besonders zu erwähnen sind die Zellkerne, Blut-, Ei- und Samenzellen sowie die Drüsen, Leber, Speichel- und Schilddrüse. Die Schleimhäute dürfen ebenfalls nicht vergessen werden. Daraus ergeben sich folgende Anwendungsgebiete:

- □ Zähne und Knochen (wie Calcium fluoratum)
- □ Alle Erkrankungen des Binde- und Stützgewebes
- □ Als Kräftigungs- und Regenerationsmittel
- □ Bei allen Frauenleiden
- □ Kopfschmerz
- □ Wetterfühligkeit
- □ Gliederschmerzen
- □ Ermüdung nach geistiger Anstrengung

Wenn die Nase läuft

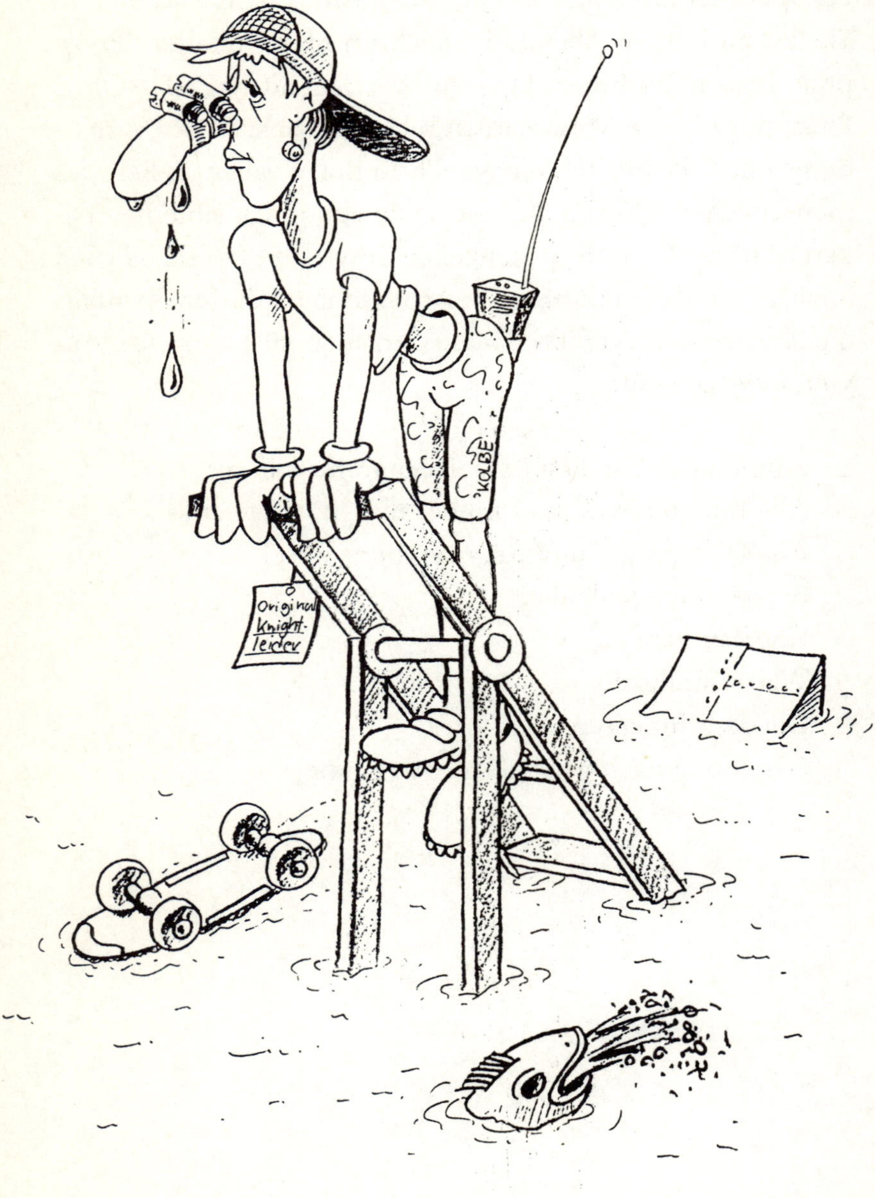

Das nächste Mineralsalz ist Ferrum phosphoricum. Es setzt sich aus Eisen und Phosphor zusammen, deshalb wird es auch phosphorsaures Eisen genannt.

Noch einmal zurück zu Herrn Müller. Nachdem er sein Calcium phosphoricum eingenommen hat, geht es ihm viel besser. Er ist längst nicht mehr so abgespannt. Seit neuestem hat er sich einer Theatergruppe angeschlossen. Am nächsten Wochenende soll er zum ersten Mal bei einem Auftritt dabei sein. Aber da ist ein Unglück im Anmarsch. Was spielt sich denn da in Herrn Müllers Organismus ab?

„He, hallo ihr da, ihr seid doch die Schnupfenviren."

„Ja, die sind wir. Und wer seid ihr?"

„Wir sind die Grippeviren."

„Und was haben wir mit euch zu tun?"

„Findet ihr es nicht auch ziemlich langweilig hier?"

„Ja schon, aber was sollen wir denn dagegen unternehmen?"

„Wir könnten uns doch zusammentun und etwas Randale machen."

„Wie soll das gehen?"

„Na, ihr Schnupfenviren könntet euch in der Nasenschleimhaut festsetzen, so daß der gnädige Herr Müller einen ordentlichen Schnupfen bekommt."

„Und was macht ihr Grippeviren?"

„Wir werden ihm noch etwas Fieber besorgen mit Schüttelfrost und so, dann kann er am Wochenende nicht zu diesem blöden Theaterauftritt. Der wird sauer sein. Das gibt einen Riesenspaß. Was ist, macht ihr mit?"

Die Schnupfenviren sind in der Nasenschleimhaut angekommen.

„Das ist schön hier, da kann man sich so richtig wohlfühlen. Schau mal, die Nasenschleimhaut schwillt schon an. Gleich muss er niesen. Oh, beim Niesen müssen wir aufpassen, sonst fliegen wir raus. Hatschi! Das ist noch einmal gut gegangen. Ha, der Schnupfen ist in vollem Gange."

Auch die Grippeviren sind inzwischen nicht untätig gewesen, die Körpertemperatur steigt und Herr Müller bekommt Schüttelfrost. Er fühlt sich ganz schön besch . . . Mit dem Auftritt am Wochenende wird das wohl nichts.

Aber Herr Müller gehört zu den glücklichen Menschen, die Dr. Schüßlers Mineralsalze kennen. Er schaut in seinem Büchlein nach. Was steht da? Bei Schnupfen und Fieber alle Viertelstunde 1 Tablette Ferrum phosphoricum einnehmen.

Was werden die Schnupfenviren dazu sagen?

„Freunde passt auf, da kommt die Polizei. Ach, die paar Mann, mit denen werden wir doch noch fertig. Verdammt! Dieser Kerl hat Ferrum phosphoricum geschluckt, das verleiht

den Polizisten Superkräfte. Da kriegen wir keine Schnitte. Los, nichts wie weg hier."

Und wie läuft es bei den Grippeviren?

„Das ist ja ein tolles Feuer, dem Müller wird's mächtig heiß. Oh, die Feuerwehr kommt. Was können die mit ihrer altmodischen Ausrüstung schon ausrichten. Oh Mann, die haben dieses Superzeug, das Ferrum phosphoricum, damit kriegen die das Feuer ruckzuck aus. Nix wie weg hier, sonst erwischen die uns noch."

Na, das ist noch einmal gutgegangen. Herr Müller fühlt sich wieder gut, dem Auftritt am Wochenende steht nun nichts mehr im Wege. Wenn Sie neugierig geworden sind und mehr über dieses Superzeug, ich meine natürlich Ferrum phosphoricum, wissen wollen, dann lesen Sie auf der nächsten Seite weiter.

3. Ferrum phosphoricum

Im menschlichen Organismus ist Eisen mit 4 – 5 g vertreten. Hiervon entfällt der größte Teil auf das Hämoglobin (Farbstoff der roten Blutkörperchen) und den Muskelfarbstoff Myoglobin. Diese Stoffe sind bekanntlich für den Sauerstofftransport wichtig. Eisen ist aber auch an manchen Entgiftungsaktionen beteiligt. In der Verbindung mit Phosphor finden wir es im Blut, Muskeln, Gehirn, in der Leber, im Darm und in vielen Drüsen. Die Anwendungsgebiete werden in 3 Gruppen unterteilt:

1. <u>Fiebermittel und Infektionsschutz</u>

Bei Fieber bis 39°C empfiehlt es sich, alle 10 Minuten eine Tablette zu geben. Ferrum phosphoricum bietet einen sicheren Schutz vor Infektionen. Wenn man vor dem Verlassen der Wohnung 2 Tabletten und unterwegs noch einmal 2 Tabletten einnimmt, hat man einen ausgezeichneten Schutz vor Infektionen, wie z. B. Erkältungen usw.

2. <u>Entzündungs- und Schmerzmittel</u>

Bei allen Entzündungen im Anfangsstadium sowie bei Schmerzen, die sich auf Druck, bei Bewegung und Berührung verschlimmern, ist Ferrum phosphoricum anzuwenden.

3. Muskelmittel

Ferrum phosphoricum kann bei allen Muskelerkrankungen angewendet werden. Dies gilt insbesondere bei:

- □ Muskelzerrungen
- □ Muskelkater
- □ Muskelrheuma
- □ Herzmuskelschwäche
- □ Augenlidmuskelschwäche
- □ Schließmuskelschwäche

Die Entzündung

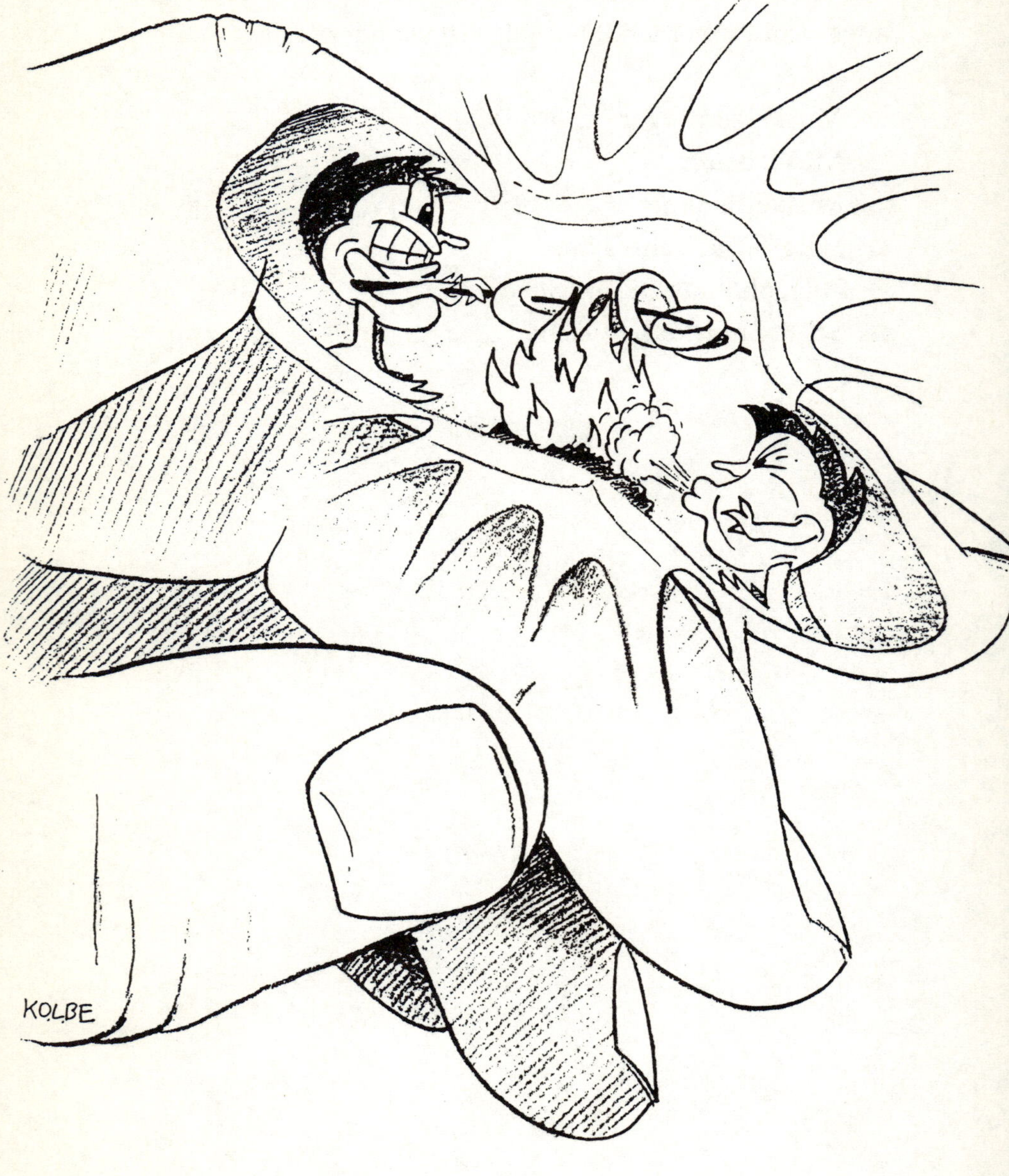

Wenden wir uns dem nächsten Mineralsalz zu, es ist das Kalium chloratum. Um seine Wirkung zu verdeutlichen, habe ich mir Frau Hertha Lustig und ihre Geschichte ausgesucht.

Frau Lustig ist eine ältere Frau. Sie hat ein Hobby, man kann fast sagen, es ist eine Leidenschaft. Frau Lustig strickt nämlich wahnsinnig gern. Ihr Mann, ihre Kinder, ihre Enkelkinder, rundum ihre ganze Familie wird mit Gestricktem beglückt. Einmal ist ihr ein ganz besonderes Mißgeschick passiert.

Frau Lustig strickt auch beim Fernsehen. Das klappt normalerweise recht gut. Letztens jedoch war der Krimi so spannend, da hat Frau Lustig vergessen, den Daumen an den Handschuh zu stricken. Dies nur als kleine Anekdote am Rande.

Frau Lustig hat aber ein Problem. Der Zeigefinger der linken Hand macht ihr schwer zu schaffen. Er ist angeschwollen und schmerzt. Dadurch ist Frau Lustig in ihrer Strickerei sehr beeinträchtigt. Was ist geschehen? Durch das viele Stricken sind ihre Finger überlastet und es haben sich Entzündungsstoffe in einem Fingergelenk angesammelt. Diese Entzündungsstoffe nenne ich der Einfachheit halber „Zündis“. Die „Zündis“ haben es sich in Frau Lustigs Finger sehr bequem gemacht und ein Feuerchen angezündet. Dieses Feuerchen läßt den Finger nun auch noch heiß werden. Auch hier kommt, wie bei den Grippeviren, die Feuerwehr angerückt. Sie versuchen es wieder mit Ferrum phosphoricum, denn damit hatten sie ja schon einmal großen Erfolg.

Doch diesmal geht das Feuer nicht aus. Die Feuerwehrleute sind ratlos. Doch der Feuerwehrhauptmann hat die zündende Idee. Hier handelt es sich bereits um eine fortgeschrittene Entzündung und da brauchen wir Kalium chloratum. Und tatsächlich, Kalium chloratum bringt den gewünschten Erfolg. Das Feuer wird gelöscht und die „Zündis“ nehmen reißaus. Frau Lustig freut sich natürlich, nun kann sie endlich den fehlenden Daumen anstricken, denn wie heißt es so schön, der nächste Winter kommt bestimmt.

Bei einer fortgeschrittenen Entzündung, wie hier beschrieben, müssen die Tabletten häufig eingenommen werden, z. B. viertelstündlich 1 Tablette.

4. Kalium chloratum

Im Blutserum ist Kalium mit 15 – 21 mg% vertreten. Es spielt bei der Erregbarkeit von Muskel- und Nervenzellen eine Rolle. Durch Kalium chloratum wird der Zellstoffwechsel angeregt. Wir finden es in einer Vielzahl wie Gehirn-, Nerven- und Muskelzellen. Daraus ergeben sich folgende Anwendungsmöglichkeiten:

- □ Hauptmittel bei fortgeschrittenen Entzündungen
- □ Weiße bis weißgraue, oft zähe Absonderungen (besonders Zungenbelag)
- □ Alle Entzündungen der Schleimhaut
- □ Drüsenentzündungen jeder Art
- □ Blutungen (schwärzlich, dick, zäh)
- □ Schleimbeutelentzündung (Knie)

Die Sache mit dem Gift

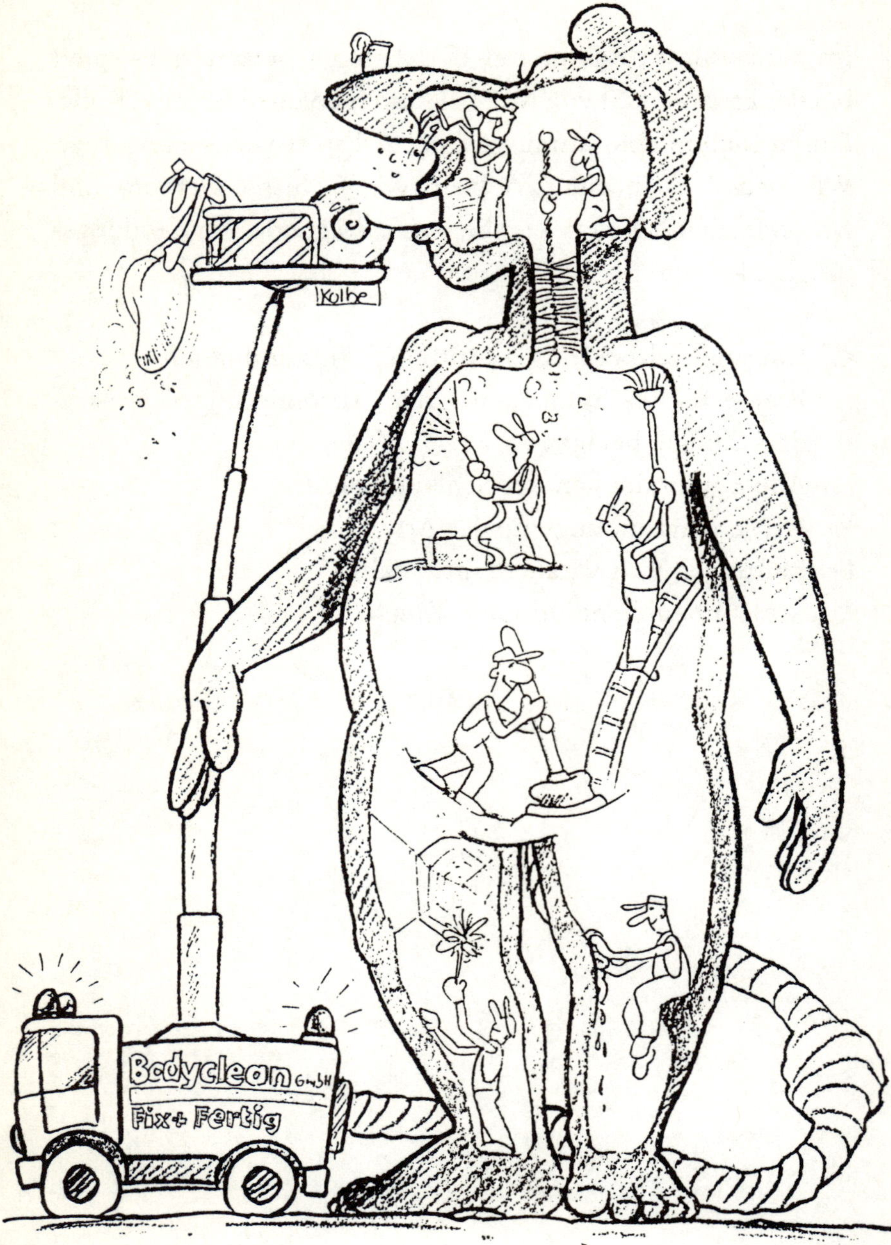

Die Nr. 5 der Schüßlerschen Mineralsalzreihe steht auf dem Programm. Die Wirkungsweise dieses Salzes ist sehr umfangreich. Ein Beispiel soll auch hier wieder die Wirkungsweise verdeutlichen. Im 19. Jahrhundert, als Dr. Schüßler noch lebte, war von Umweltgiften noch nicht die Rede, aber auch damals hatte der Organismus mit Giften zu kämpfen, denn der Körper stellt selbst Gifte her. Es sind die sogenannten Homotoxine. Das ist ja schlimm, werden Sie jetzt vielleicht sagen, dann vergiftet sich doch jeder selbst. Genauso ist es! Darüber hinaus kommen heutzutage noch all die Umweltgifte hinzu, von denen uns täglich in den Massenmedien berichtet wird. Sind wir also dazu verdammt, uns selbst zu vernichten? In gewisser Weise stimmt das, aber unser Körper ist schlauer als unser geschulter Geist. Der Körper ist nämlich in der Lage, sich selbst zu reinigen. Die Gifte werden über die natürlichen Ausscheidungsorgane entsorgt. Leider klappt das nicht immer. Denn die Gifte müssen, bevor sie ausgeschieden werden können, gelöst werden. Dazu hat der Organismus eine „Reinigungstruppe" um es einmal bildlich auszudrücken, aber auch das funktioniert manchmal nicht.

Kluge Ärzte haben das schon lange erkannt und das Heilfasten erfunden. Aber mal ehrlich, wer von uns hungert denn schon gern freiwillig, zumal unsere Lebensmittelregale übervoll sind. Aber jetzt genug geredet. Schauen wir doch einmal der „Reinigungstruppe" bei der Arbeit zu.

Schweigsam und lustlos gehen die „Putzis" ihrer Arbeit nach.

„Mein Gott, ist das ein Dreck hier."

„Und dieses Gift! Überall dieses Gift."

„Ich weiß überhaupt nicht wie ich es von den Wänden abkriegen soll."

„Reinigungsmittel bekommen wir auch keines mehr. Schon vor Jahren habe ich welches bestellt. Immer wieder habe ich auf die Wichtigkeit dieses Reinigungsmittels hingewiesen. Aber die da oben interessieren sich überhaupt nicht dafür."

„Wißt ihr was? Ich mache das nicht mehr länger mit. Ich streike. Macht ihr mit?"

„Du meinst wir sollen den Dreck einfach liegen lassen?"

„Jawohl, wir lassen den Dreck liegen und schreiben statt dessen Plakate mit dem Text:

Der Dreck bleibt liegen,
wenn wir keine Putzmittel kriegen."

Ja, lieber Leser, so kann es gehen. Und es ist natürlich auch klar, dass es uns nicht sonderlich gut geht, wenn der Dreck liegen, also in unserem Körper bleibt. Es können sich allerlei Beschwerden und Krankheiten einstellen, wie z. B. Nervenschwäche, Lähmungen usw. Daher brauchen die „Putzis" ihre Putzmittel. Das sind selbstverständlich keine Allzweckreiniger aus dem Supermarkt, sondern hier ist die Rede von Kalium phosphoricum. Kalium phosphoricum löst die Giftstoffe im Organismus, damit sie wieder ausgeschieden werden können. Es ist deshalb zu Recht das Entgiftungsmittel der Schüßlerschen Mineralsalze.

Zur Entgiftung nehmen Sie dreimal täglich 2 Tabletten Kalium phosphoricum.

5. Kalium phosphoricum

In den Gehirn- und Nervenzellen, im Blut, in den Muskeln und der Gewebeflüssigkeit finden wir Kalium phosphoricum. Aus diesen Vorkommen ergeben sich die Anwendungsgebiete:

- Nervenmittel (es ist bei allen Erkrankungen des Nervensystems und leichten psychischen Erkrankungen anwendbar)
- Lähmungen (insbesondere Gesichtsmuskellähmung, Augenmuskellähmung, Schließmuskellähmung des Afters und der Blase)
- Entgiftungsmittel
- Fiebermittel (bei Körpertemperaturen von über 39°C)
- Faulige und brandige Zustände (Stuhlgang stinkt faulig)
- Blutungen (wenn das Blut wäßrig ist und nicht gerinnt)
- Infektionskrankheiten (Scharlach, Masern, Röteln)
- Muskelmittel (neben Ferrum phosphoricum ist es bei Muskelschwäche und Muskellähmungen anzuwenden)

Die chronische Bronchitis

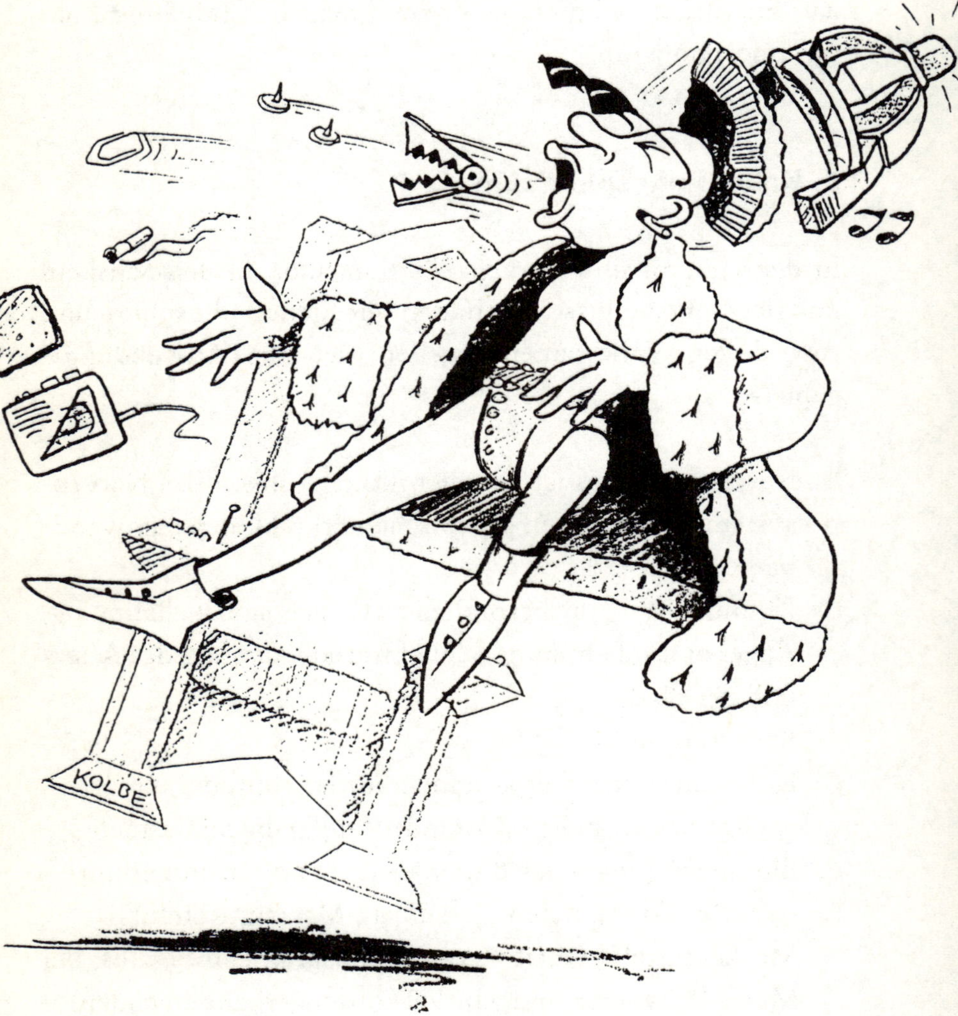

Ein weiteres Mineralsalz, das Dr. Schüßler entdeckt hat, ist Kalium sulfuricum. Es handelt sich hierbei um schwefelsaures Kalium. Lesen Sie hierzu die Geschichte über King X.

Der berühmte amerikanische Popstar King X kam im Rahmen seiner Europatournee auch nach Deutschland. Deutschland gehörte zu den Hauptabsatzgebieten seiner Schallplatten, deshalb war ihm diese Tournee besonders wichtig.

Das erste Konzert fand in Frankfurt statt. Die Halle war bis zum letzten Platz gefüllt. Die Bühne war ausgeleuchtet. Seine Band begann zu spielen. King X kam auf die Bühne und sang das erste Lied. Die Menge tobte. Alles schien gut zu laufen, jedenfalls bis zum 5. Song. Da passierte es. King X bekam einen Hustenanfall. Er konnte nicht weitersingen und unterbrach das Konzert. Das Publikum war entsetzt. Was war geschehen? Was niemand wusste, King X litt an einer chronischen Bronchitis. Diese Hustenanfälle kehrten immer wieder. Ein herbeigerufener Arzt beruhigte seine Bronchialmuskulatur mit einem Medikament. Mit viel Mühe konnte King X das Konzert beenden.

Aber was würde aus dem Rest der Tournee werden? Könnte er überhaupt noch einmal auftreten?

In der Nacht hatte King X einen Traum. Er träumte von einem Raumschiff, das irgendwo aus dem Universum kam. Kleine, unbekannte Wesen kletterten aus dem Raumschiff. Eigentlich kletterten sie nicht, sondern sie schwebten. Sie schwebten fast schwerelos durch den Raum. Zunächst fürchtete sich King X vor ihnen.

Nach einiger Zeit verschwand diese Angst, und er dachte, dass diese unbekannten Wesen doch recht freundlich aussähen. Nun fasste er den Mut, sie anzusprechen.

„Hallo, wer seid ihr?"

„Wir sind die „Helpies“ und kommen von einem fremden Stern, den du nicht kennst.“

„Und was macht ihr hier?"

„Ach, wir fliegen so durchs Universum und schauen mal hier und mal da.“

„Ist das alles?"

„Nein, wir helfen.“

„Wem helft ihr denn?"

„Wir helfen mal hier, wir helfen mal da.“

„Und wie helft ihr?"

„Das kommt darauf an, was einer braucht. Wenn einer eine gute Idee braucht, dann geben wir sie ihm. Wir sind schon häufiger in deinen Träumen erschienen und haben dir Ideen für deine Songs gegeben. Du hast uns nur nicht bemerkt.“

„Ja, es stimmt, ich bin schon oft morgens aufgewacht und hatte eine Idee für einen neuen Song. Ihr seid es also gewe-

sen, die mir die Idee dafür gebracht habt. Und was wollt ihr mir heute bringen?"

„Heute wollen wir dir einen Rat geben."

„Was wollt ihr mir denn raten?"

„Wir haben heute dein Konzert gesehen, und das mit dem Husten. So kann das nicht weitergehen."

„Was soll ich denn nur machen?"

„Da haben wir einen Tip für dich. Ein Dr. Schüßler hat eine Therapie mit Mineralien entwickelt. Eines davon heißt Kalium sulfuricum, das hilft gegen deine Bronchitis. Merk dir das."

Dann waren die Besucher wieder verschwunden, King X konnte sich nicht einmal bedanken oder verabschieden.

Am nächsten Morgen erzählte er seinen Freunden den seltsamen Traum. Zunächst lachten alle über ihn, bis einer sagte: „Von dem Dr. Schüßler habe ich schon etwas gehört, den hat es wirklich gegeben. Wenn ich mich richtig erinnere, hat er tatsächlich eine Therapie mit Mineralien entwickelt, Biochemie heißt sie."

So kam King X zum Kalium sulfuricum, er nahm 6 x täglich 2 Tabletten, und seine Bronchitis wurde geheilt.

6. Kalium sulfuricum

Kalium sulfuricum ist hauptsächlich in der Oberhaut und den Schleimhäuten enthalten. Neben Ferrum phosphoricum ist es der hauptsächliche Sauerstoffträger in den Zellen. Der venöse Blutkreislauf wird angeregt, deshalb wirkt es sich günstig auf Herz, Leber und Bauchspeicheldrüse aus. Fehlt diese Substanz, kann es zu Abstoßungen der Zellen und der Haut kommen. Hieraus ergeben sich die folgenden Anwendungsgebiete:

- ☐ Entzündungsmittel (bei allen chronischen Entzündungen)
- ☐ Entzündungen der Schleimhaut
- ☐ Absonderungen, gelbschleimige, milde
- ☐ Sonderhinweise
  (Kalium sulfuricum ist immer angezeigt bei Schwere und Mattigkeit in den Gliedern; bei nächtlichem Herzklopfen, bei Beschwerden gegen Abend und in geschlossenen Räumen; Besserung an der frischen Luft)

Biochemie von Madaus

12 Mineralsalze für unser Wohlbefinden.

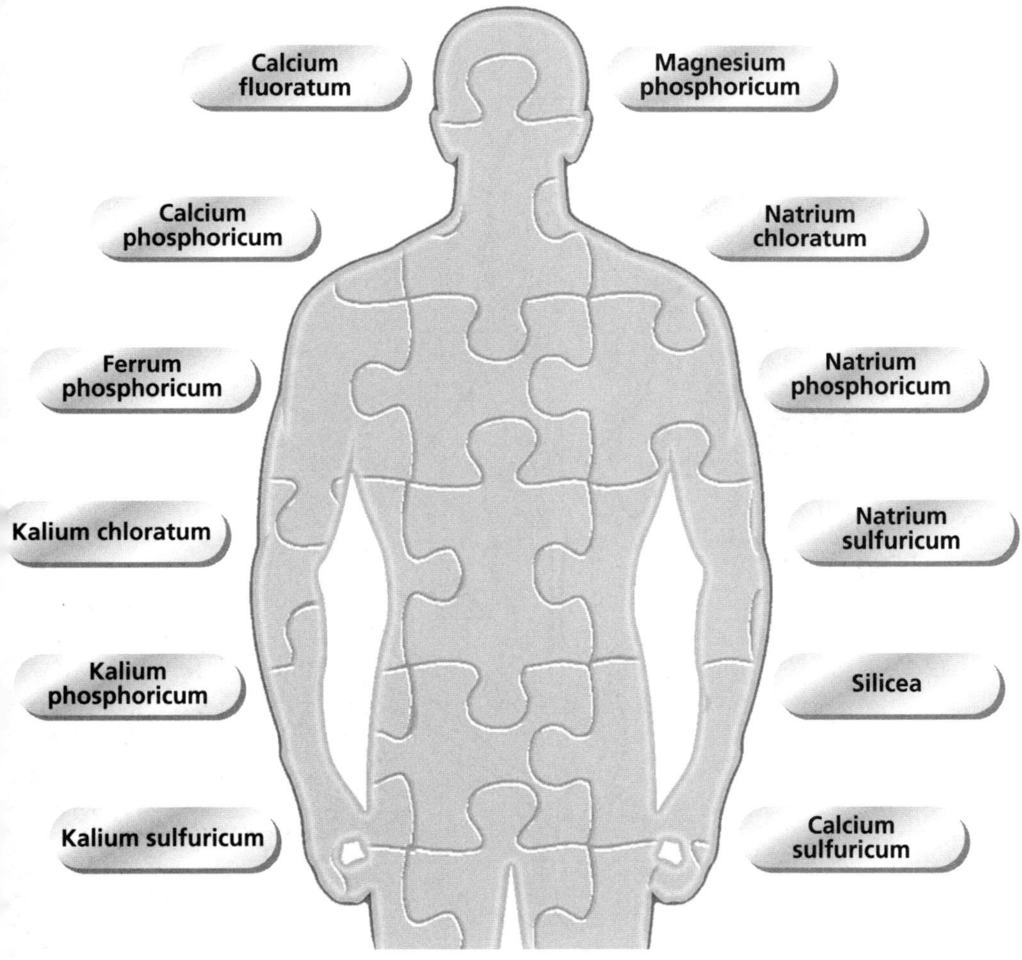

Die Wadenkrämpfe

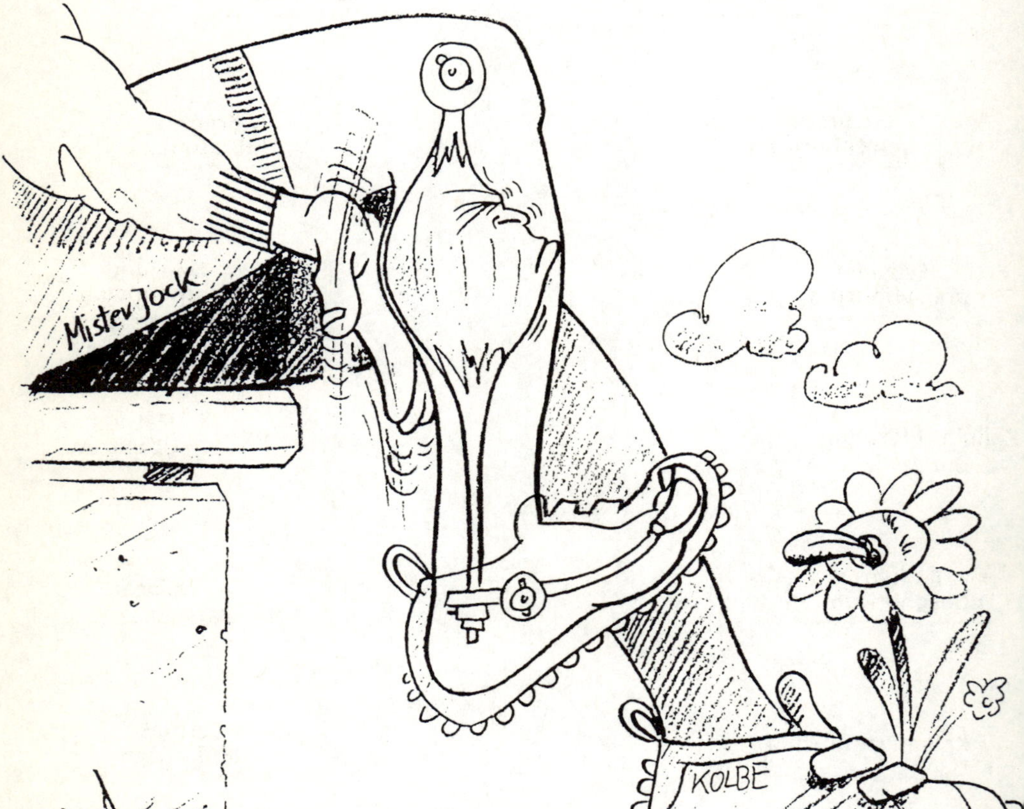

Magnesium ist eines der wichtigsten Mineralien überhaupt. Es ist an so vielen Stoffwechselprozessen beteiligt, dass ich sie hier gar nicht aufzählen kann. In der Medizin ist das Magnesium-Mangelsyndrom schon lange bekannt, beachtet wird es allerdings erst in den letzten Jahren. Das liegt vielleicht daran, dass unsere Nahrung durch die Überdüngung unserer Felder immer magnesiumärmer wird. Der hohe Alkoholkonsum in unserer Gesellschaft trägt ebenfalls zum Magnesiummangel bei, da der Körper bei der Verarbeitung des Alkohols viel Magnesium benötigt. Unsere Arzneimittelhersteller haben dies schon länger erkannt, und eine Menge von Magnesiumprodukten auf den Markt gebracht. Einer, der die Wichtigkeit des Magnesiums schon viel früher erkannte, war Dr. Schüßler, deshalb führte er es in Verbindung mit Phosphor in seine Therapie ein. Auch hier hat es vielfältige Anwendungsmöglichkeiten. Ein eindrucksvolles Gebiet sind die Krämpfe. Schauen wir uns hierzu ein Beispiel an. Wir schalten um in ein Fernsehstudio; dort läuft gerade die Sendung „Gesundheit für alle."

„Guten Tag, liebe Fernsehzuschauer und Zuschauerinnen daheim am Bildschirm. Ich möchte Ihnen heute einen Mann vorstellen, der in Fachkreisen Mr. Jock genannt wird. Mr. Jock, erzählen Sie unseren Zuschauern Ihre Geschichte."

„Ich bin 40 Jahre alt und von Beruf Büroangestellter. Meine Tätigkeit übe ich hauptsächlich im Sitzen aus. Vor einigen Jahren bekam ich gesundheitliche Probleme. Nichts Ernstes, aber allerlei Beschwerden. Mein Hausarzt tat diese Beschwerden als Wehwehchen ab, das schmerzte mich noch mehr.

Einen Rat gab mir mein Arzt aber doch mit auf den Weg. Er sagte, ich solle Sport treiben. Welchen Sport, sagte er mir nicht. So schaute ich mir einige Sportvereine an. Schließlich entschied ich mich für eine Langlaufgemeinschaft. Anfangs lief ich nur zweimal die Woche, dann dreimal und zuletzt täglich. Auch meine Kilometerleistung steigerte sich von 5 km über 10 und 20 km bis hin zur Marathonstrecke."

„Welches waren Ihre größten Erfolge?"

„Ich nahm an vielen Stadtläufen teil und gewann mehrere Preise. Mein größtes Erlebnis war der Stadtmarathon in New York"

„Wegen Ihrer Erfolge verlieh man Ihnen den Namen Mr. Jock."

„Ja, das Stimmt."

„Mr. Jock, was ist nun Ihr Problem?"

„Mir macht das Laufen sehr viel Spaß, und ich fühlte mich gesundheitlich pudelwohl. Seit einiger Zeit plagen mich jedoch Wadenkrämpfe, die mich stark beeinträchtigen."

„Meine Damen und Herren, Sie haben nun das einmalige Erlebnis, ein Interview mit Muskelzellen zu erleben. Hallo, ihr „Muckis", könnt ihr mich hören?"

„Ja, wir verstehen dich gut."

„Und wie fühlt ihr euch?"

„Wie wir uns fühlen, fragen Sie uns? Na schlecht fühlen wir uns."

„Wieso fühlt ihr euch schlecht? Ihr müßtet euch doch freuen, in einem so gut trainierten Körper zu Hause zu sein."

„Ja, das könnte man meinen, aber jeden Tag diese Lauferei, das ist so anstrengend, das heißt nämlich jeden Tag Höchstleistung. Ja, anfangs machte es uns schon Spaß, wieder richtig gefordert zu werden, aber jetzt sind wir einfach nicht mehr leistungsfähig genug."

„Wie kommt das?"

„Uns fehlt die Nahrung."

„Mr. Jock legt doch großen Wert auf seine ausgewogene Ernährung."

„Ja, aber es kommt nicht das Richtige bei uns an, besonders fehlt uns dieses Magnesium und auch Phosphor. Das brauchen wir, um Höchstleistung zu bringen, am besten beides zusammen. Oh, wir verkrampfen uns schon, wenn wir nur an den nächsten Lauf denken. Vielleicht können Sie das Mr. Jock mal sagen."

„Das werde ich machen und schönen Dank für das Interview."

„Mr. Jock, Sie haben über Kopfhörer mitgehört. Was sagen Sie dazu?"

„Das habe ich nicht gewußt. Was kann ich denn nun tun?"

„Ja, das ist eine Frage an unseren Experten. Wir haben von der Zeitreisen GmbH eine Liveschaltung zu Dr. Schüßler bekommen. Herr Dr. Schüßler, können Sie Mr. Jock einen Tip geben?"

„Ja, selbtsverständlich, Mineralien sind doch mein Spezialgebiet. Bei Krämpfen hat sich das Magnesium phosphoricum bestens bewährt."

„Wie soll Mr. Jock das Magnesium phosphoricum einnehmen?"

„Regelmäßig 3 mal 2 Tabletten täglich. Vor einem Lauf empfehle ich ihm eine „Heiße Sieben".

„Was ist das denn?"

„Im Volksmund wird es so genannt. Es ist ganz einfach. Man löst 10 Tabletten der Nr. 7, d. h. des Magnesiums phosphoricums, in einem Glas heißem Wasser auf und trinkt es schluckweise. Beim Umrühren soll man keinen Metalllöffel verwenden, weil Mineralien eine natürliche elektrische Spannung haben und diese wird durch das Metall verändert."

„Herr Dr. Schüßler, ist Magnesium phosphoricum nur bei Sportlern angebracht?"

„Nein, Magnesium phosphoricum ist für jeden wichtig, der zu Krämpfen neigt, egal ob er Sportler ist oder nicht."

So, hier blenden wir uns aus der Fernsehsendung wieder aus. Mr. Jock hat den Tip von Dr. Schüßler beherzigt und hatte Erfolg.

7. Magnesium phosphoricum

Magnesium ist im menschlichen Körper mit 25 mg vertreten. Zwei Drittel davon befinden sich in den Knochen. Aber auch im Muskelgewebe, in den Nieren, der Leber, der Schilddrüse, den roten Blutkörperchen, sowie im Gehirn ist Magnesium vorhanden. Die Konzentration im Blut beträgt 1,7 – 2,3 mg%. Mangelerscheinungen können sehr vielfältig sein. Sie reichen von Störungen im Gehirn, über Herzerkrankungen bis hin zu Magen-Darm-Erkrankungen. Ein Frühsymptom und am häufigsten auftretend sind Muskelkrämpfe.

Das wichtigste Einsatzgebiet des Magnesium phosphoricum sind die Krämpfe und Koliken.

Die Anwendungsgebiete sind:

- Kopfschmerz
- Angina pectoris
- Versetzte Blähungen
- Regelbeschwerden
- Wadenschmerzen

Das Kribbeln in den Füßen

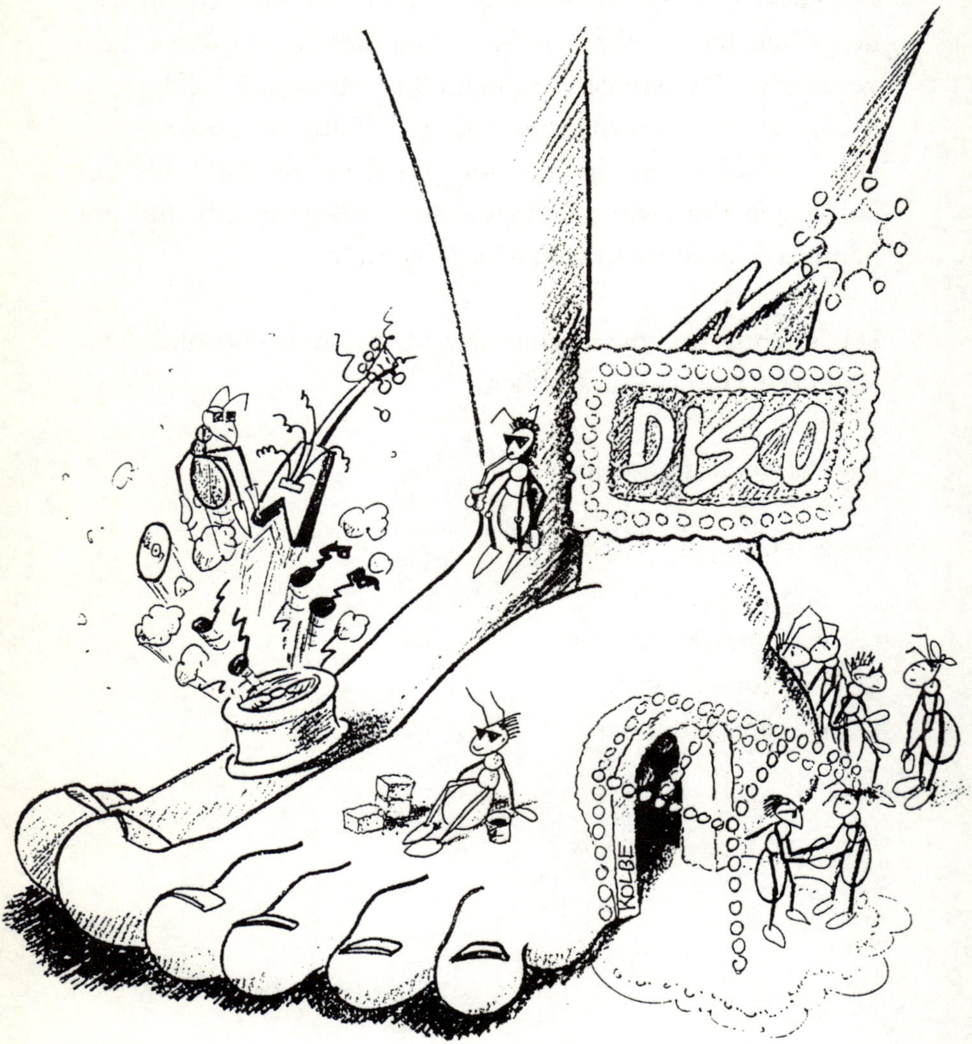

Natrium chloratum wird in der Chemie Natriumchlorid genannt. Natriumchlorid wird der eine oder andere bestimmt schon einmal gehört haben. Richtig! Es ist das uns allen gut bekannte Kochsalz. Vielleicht werden Sie jetzt einen Schreck bekommen, denn man liest und hört ja viel über die Gefährlichkeit des Kochsalzes. Es soll für den Bluthochdruck verantwortlich sein. Sie werden zu Recht fragen, was soll dieses gefährliche Salz in Dr. Schüßlers Mineralsalzreihe, die doch Krankheiten heilen soll? Die Antwort darauf lautet: Kochsalz ist lebensnotwendig! Es ist wie bei den meisten Dingen, auch hier kommt es auf die richtige Menge an.

Wieder soll ein Beispiel die Wirkungsweise verdeutlichen. Frau Carola Meister trifft sich gerade mit ihrer Freundin Inge. Hören wir einmal zu, was die beiden sich zu erzählen haben.

„Hallo Inge! Wie geht es dir?"

„Mir geht es gut. Du weißt doch, Unkraut vergeht nicht. Und wie geht es dir, Carola? Du siehst gar nicht gut aus."

„Ich schlafe in letzter Zeit so schlecht. Es sind die Ameisen, die mir zu schaffen machen."

„Hast du ein Ameisennest in deinem Schlafzimmer?"

„Nein, es ist eine Ameisendisco."

„Eine Ameisendisco? Was ist das denn? Das habe ich ja noch nie gehört."

„Pass auf, ich werde es dir erklären."

„Darum bitte ich auch."

„Ich schlafe immer gut ein, aber nach einiger Zeit werde ich wieder wach, denn dann sind die Ameisen da."

„Wo sind die Ameisen?"

„Na, in meinen Füßen! Da kribbelt es, als ob tausende von Ameisen dort tanzten. Das nenne ich Ameisendisco."

„Aber in deinen Füßen können doch keine Ameisen sein."

„Das weiß ich auch. Ich nenne es ja auch nur so."

„Ach so."

„Auf jeden Fall, immer wenn ich eingeschlafen bin, beginnt das Kribbeln in den Füßen und ich werde wieder wach, so geht das die ganze Nacht. Das macht mich ganz fertig."

„Da habe ich etwas für dich."

„So, was denn?"

„Ich habe mir letztens ein Buch gekauft, in dem beschreibt ein Dr. Schüßler, wie man mit Mineralien Krankheiten heilen kann."

„So etwas geht?"

„Ja, er beschreibt da genau deinen Fall. Er sagt, das Kribbeln in den Füßen kommt von einer schlechten Durchblutung."

„Das kann ich mir nicht vorstellen. Ich habe doch gar keine Krampfadern."

„Brauchst du auch nicht. Dr. Schüßler sagt, dass du etwas blutarm bist, und davon kommt das Kribbeln in den Füßen."

„So etwas sagt dein Dr. Schüßler über mich? Der kennt mich doch gar nicht."

„Er sagt es doch auch nicht über dich, er schildert in dem Buch einen ähnlichen Fall."

„Und was sagt dein Dr. Schüßler, was ich machen soll?"

„Er sagt, Natrium chloratum unterstützt die Blutbildung."

„Und wo bekomme ich dieses Natrium chloratum?"

„In der Apotheke bekommst du die Tabletten. Nimm davon 3 x täglich 2 Tabletten und du wirst sehen, Deine Ameisen-disco wird bald verschwunden sein."

„Danke für den Tip, Inge."

„Gern geschehen, du weißt doch , wenn du Probleme hast, deine Freundin Inge hilft dir sofort."

„Tschüs Inge, ich muß jetzt gehen."

„Wo willst du denn so plötzlich hin?"

„Na, in die Apotheke, Natrium chloratum kaufen, was denn sonst."

Einen Tip noch am Rande. Es ist bekannt, dass Kochsalz Wasser bindet. So auch unser Natrium chloratum, bei einem wäßrigen Schnupfen sollten Sie es zusammen mit Ferrum phosphoricum einnehmen.

8. Natrium chloratum

Der Natrium-Gehalt im Blut beträgt 300 – 330 mg%. Im Organismus reguliert Natrium den Wasserhaushalt. Anzeichen für einen Natriummangel können sein:

Eine Steigerung der Herzfrequenz, verminderte Harnausscheidung, fehlender Durst, Übelkeit, Erbrechen, Appetitlosigkeit, Blutleere und Wasserentzug. Menschen, die an Natriummangel leiden, wirken teilnahmslos, es fehlt ihnen an Antriebskraft. Natriummangel kann auch vorkommen bei extremem Schwitzen, besonders, wenn dabei nicht genügend getrunken wird.

Folgende Anwendungsgebiete des Natrium chloratum sind angezeigt:

- Taubheitsgefühl an Händen und Füßen
- Kältegefühl
- Schweißausbrüche
- Blutarmut
- Bei starkem Verlangen nach Salz und stark gewürzten Speisen
- Insektenstiche

Was einem sauer aufstößt

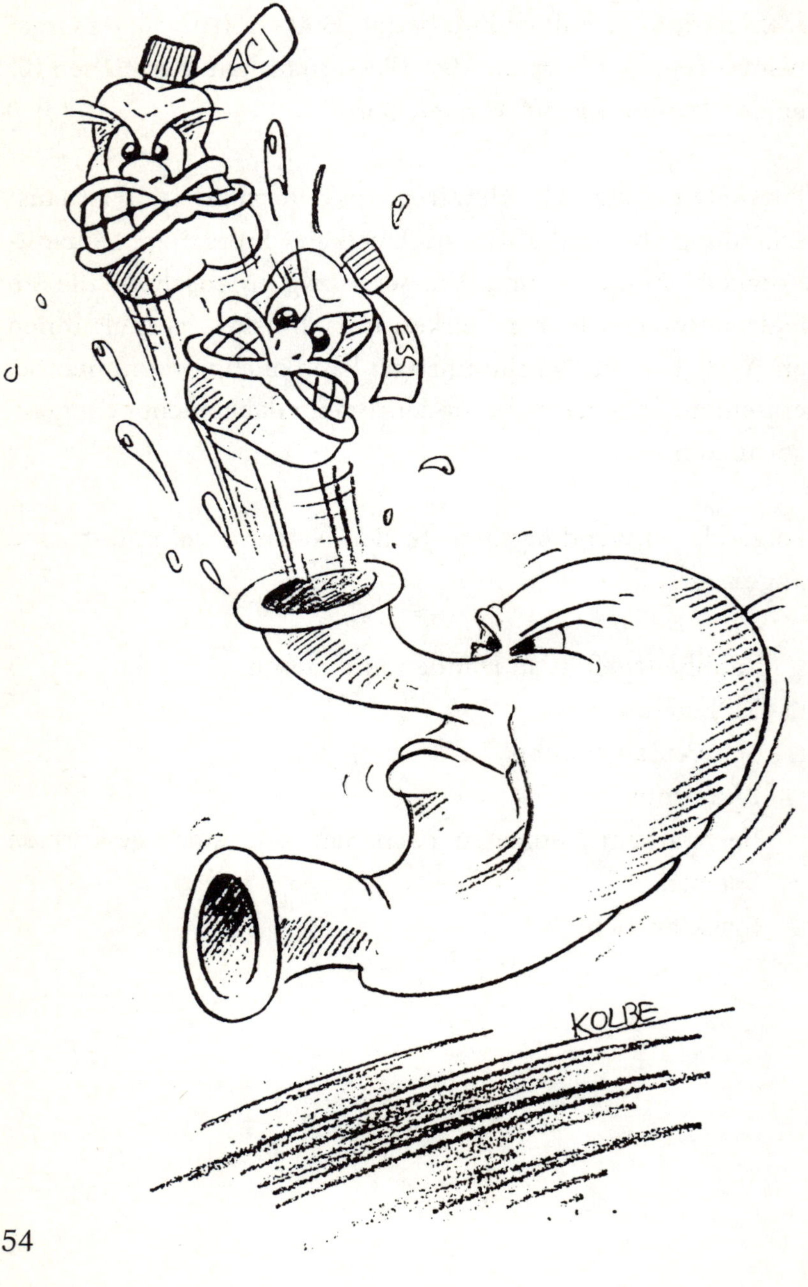

Nach Natrium chloratum, dem Kochsalz, kommen wir nun zu Natrium phosphoricum, einem anderen Natriumsalz, denn Natrium ist nicht nur Kochsalz.

Hierzu betrachten wir uns Herrn Sauer. Herr Sauer heißt nicht nur so, er ist auch meistens sauer. Aber lassen wir ihn selbst erzählen:

„Ach, da sind zunächst die Nachbarn, alles furchtbare Leute. Was macht mein direkter Nachbar? Er läßt seinen Garten verwildern. Ökogarten nennt er das. Aber soll ich Ihnen mal sagen, was der ist, der ist bloß zu faul. Ich mache mir immer so viel Arbeit mit dem Garten und dann dieser Anblick.

Die Kinder in unserer Nachbarschaft, die machen vielleicht einen Krach. Es ist nicht zum Aushalten. Was hab' ich mit denen schon geschimpft, ja sogar Prügel hab' ich denen angedroht. Und was machen die? Die machen sich lustig über mich. Sie haben auch noch Spaß daran, mich zu ärgern. Macht man so etwas mit einem alten Mann?

Meine Arbeitsstelle, dauernd muss ich einspringen, weil irgendeiner krank ist. Ich bin mein Lebtag nicht krank gewesen. Es ist eben kein Verlass auf diese jungen Burschen. – All dieser Ärger schlägt mir auf den Magen, immer dieses saure Aufstoßen. Ich kann essen, was ich will, anschließend habe ich saures Aufstoßen oder Sodbrennen. Es ist nicht mehr zum Aushalten, ehrlich."

Hier unterbrechen wir den Bericht von Herrn Sauer, wir werden gleich noch einmal auf ihn zurückkommen.

Das Problem wird vielen von Ihnen bekannt sein. Vielleicht ärgern Sie sich nicht alle so viel wie Herr Sauer, aber Sodbrennen, saures Aufstoßen und sauer riechende Stühle sind weitverbreitete Beschwerden. Auch hier können die Mineralsalze des Herrn Dr. Schüßler helfen. Natrium phosphoricum gilt als das Entsäuerungsmittel der Biochemie.

Die Standarddosierung in solchen Fällen ist dreimal täglich 2 Tabletten, am besten vor den Mahlzeiten. Säuernde Lebensmittel wie Kaffee und Getreideprodukte sollten Sie jedoch einschränken.

Nun erkundigen wir uns noch schnell, wie es Herrn Sauer geht, nachdem er das Natrium phosphoricum eingenommen hat.

„Hallo Herr Sauer! Wie geht es Ihnen?"

„Mir geht es gut."

„Haben Sie noch das saure Aufstoßen?"

„Nein, das ist verschwunden."

„Was macht der Ärger mit Ihrem Nachbarn?"

„Welcher Nachbar? Ach so, der, mit dem habe ich mich vertragen. Wir haben ein Bier zusammen getrunken, und er hat mir einiges über Ökologie erzählt. Wirklich interessant, was der so weiß."

„Und die Kinder, ärgern die Sie immer noch so?"

„Ach, die lieben Kinder. Mit denen habe ich ein Baumhaus gebaut, da waren sie überglücklich."

„Und was machen die Arbeitskollegen?"

„Mit denen verstehe ich mich auch besser. Ich gehe doch bald in Rente und da sage ich mir, lass doch mal die jungen Leute zeigen, was Sie können."

Sie sehen, Natrium phosphoricum macht den sauersten Typen wieder liebenswert.

9. Natrium phosphoricum

Im ganzen menschlichen Organismus wird Natrium phosphoricum gefunden. Bei dem Kohlensäurenaustausch des Blutes in der Lunge, bei der Lösung der Harnsäure im Blut sowie bei der Verarbeitung der Fettsäuren nach Fettgenuss maß Dr. Schüßler diesem Salz große Bedeutung bei. Natrium phosphoricum ist das Entsäuerungsmittel. Bei allen Krankheiten, bei denen eine Übersäuerung die Ursache ist, wie z.B. Gicht, ist es anzuwenden.

Weiter Anwendungsgebiete sind:

- Ischias
- Rheumatische Beschwerden
- Absonderungen (honiggelb und rahmartig)
- Unreine Haut
- Saures Aufstoßen
- Saure Durchfälle
- Hartnäckige Wunden

Wenn der Ofen verstopft ist

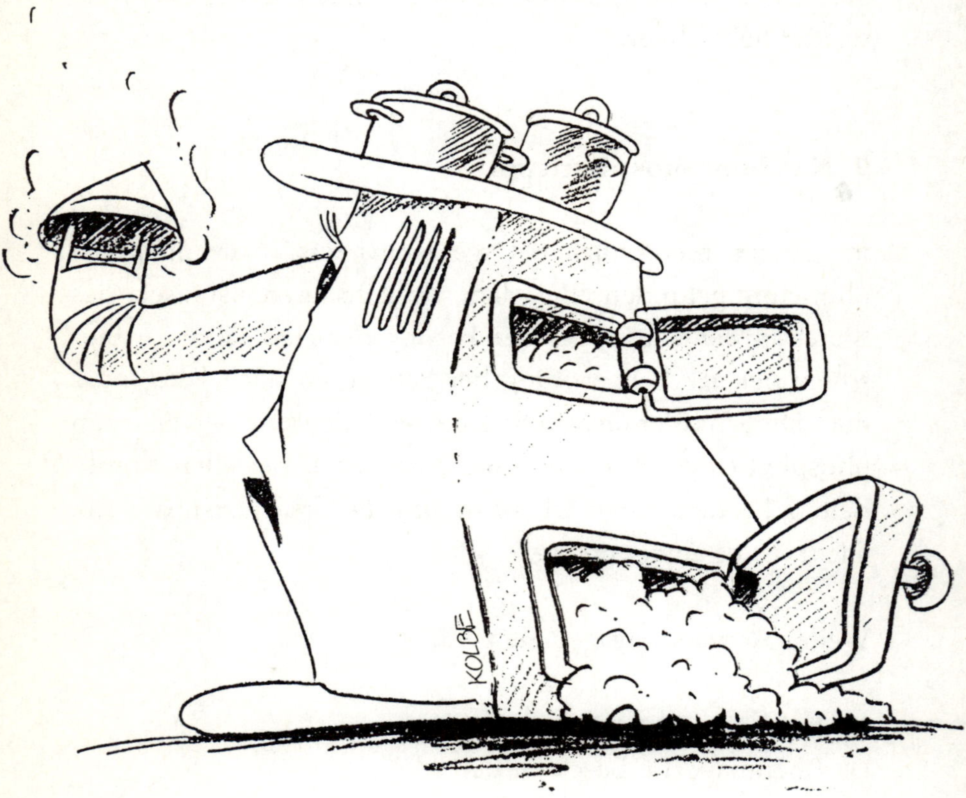

Herr Meier beheizte seine Wohnung noch mit einem Kohleofen. Er schätzte die wohlige Wärme, die dieser Ofen spendete. Ofenwärme ist viel angenehmer als jede Heizung. An einem Wintermorgen bemerkte Herr Meier plötzlich, dass es in seiner Wohnung kalt wurde. Er ging zum Ofen um einige Kohlen nachzulegen. Entsetzt stellte er fest, dass der Ofen ausgegangen war. Herr Meier versuchte, den Ofen wieder anzuzünden, aber es gelang ihm nicht.

„Bestimmt zieht der Schornstein nicht richtig," dachte Herr Meier. Er bestellte den Schornsteinfeger, der sollte das Problem lösen. Der Schornsteinfeger kam, er schaute sich den Schornstein genau an. Dann sagte er: „Nein, daran kann es nicht liegen, der Schornstein ist in Ordnung." Der Schornsteinfeger sah sich nun den Ofen an. „Ja, mein lieber Herr Meier," sagte er schließlich, „der Ofen ist total verstopft, den müssen Sie mal reinigen. Da müssen die ganzen Schlacken raus."

Herrn Meier war dies peinlich, da er sonst ein reinlicher Mensch war. Er tat, was der Schornsteinfeger ihm gesagt hatte, und nun brannte der Ofen wieder.

Jetzt werden Sie vielleicht sagen, na gut, aber was hat das mit meiner Gesundheit zu tun? Das will ich Ihnen gern erklären. Wir nehmen bei unseren Mahlzeiten Nahrung auf, die bei der Verdauung im Magen-Darm-Trakt zerlegt wird. Diese zerlegte Nahrung wird vom Körper aufgenommen und über das Blut in die Zellen transportiert. Dort wird sie verbrannt. Bei dieser Verbrennung fallen genau wie bei unserem Ofen Schlackestoffe an. Nun hat unser Organismus aber keinen Aschkasten, den man herausziehen und entleeren kann. Unser Körper muss die Schlacken über die natürlichen Ausscheidungsorgane wieder loswerden. Dies ist ein schwieriger Prozeß. Klappt er aus irgendeinem Grunde nicht, bleiben die Schlacken im Körper. Irgendwann ist er dann so verschlackt, dass in unseren Zellen nicht mehr genügend Sauerstoff ankommt. Ohne ausreichenden Sauerstoff ist auch in den Zellen keine saubere Verbrennung mehr möglich. Bei einer nicht vollständigen Verbrennung fallen jedoch noch mehr Schlacken an. Die Folge ist, dass das System noch mehr verstopft. Solange, bis man auch hier sagen kann: „Der Ofen ist aus.“ Verstehen Sie jetzt, was der Ofen mit unserer Gesundheit gemeinsam hat? Denn auf dieser Grundlage können alle möglichen Krankheiten entstehen.

Sie werden jetzt zu Recht fragen, was hat Natrium sulfuricum damit zu tun? Natrium sulfuricum hat genau wie Natrium chloratum die Fähigkeit, Wasser zu binden, allerdings mit dem Unterschied, dass Natrium chloratum das Wasser in die Zelle hineinzieht und Natrium sulfuricum wieder aus der Zelle herauszieht. Dies ist auf den ersten Blick schwer zu verstehen, deshalb werde ich es anhand eines Beispiels erklären und die beiden Mineralien zum Leben erwecken. Die „Chlories“ stellen das Natrium chloratum und die „Sulfies“ das Natrium sulfuricum dar, dies zur Erklärung.

Hören Sie sich nun das folgende Gespräch an:

„Hallo ihr „Chlories"! Was schleppt ihr denn da für schwere Sachen?"

„Wisst ihr das denn nicht? Ach, was seid ihr „Sulfies“ dumm.“

„Wir können ja schließlich nicht alles wissen."

„Na, dann wollen wir es euch sagen. Wir schleppen Wasser.“

„So so, Wasser schleppt ihr, das machen wir auch. Wo bringt ihr denn das Wasser hin?"

„Wir bringen das Wasser in die Zellen. Und was macht ihr mit dem Wasser?“

„Wir bringen das Wasser wieder aus der Zelle heraus. Das ist ja vielleicht ein Blödsinn. Ihr schleppt das Wasser in die Zellen und wir haben dann die Arbeit mit dem Herausschleppen. Hört zu, ihr „Chlories", wir machen euch einen Vorschlag, ihr schleppt kein Wasser mehr in die Zellen, dann brauchen wir auch keines mehr herauszuschleppen. Wir könnten den ganzen Tag faulenzen. Was haltet ihr davon?"

„Das geht nicht.“

„Warum geht das nicht?"

„Weil sich in unserem Wasser wichtige Nährstoffe befinden, die unbedingt in die Zellen müssen. Und das geht nicht ohne Wasser. Außerdem muß der Dreck, der sich in den Zellen angesammelt hat, wieder heraus. Der befindet sich nämlich in dem Wasser, das ihr wieder herausschleppt.“

„Ja wenn das so ist, dann müssen wir wohl weiterhin Wasser schleppen."

„Genau! Also, noch viel Spaß bei der Arbeit."

Ich hoffe es ist jetzt verständlicher geworden. Natrium sulfuricum wird deshalb zu Recht als Ausscheidungsmittel bezeichnet.

Um die Ausscheidung im Organismus anzuregen, empfiehlt es sich dreimal täglich 2 Tabletten zu nehmen.

10. Natrium sulfuricum

Es handelt sich hier um schwefelsaures Natrium. Stoffwechselschlacken werden durch Natrium sulfuricum aus dem Organismus geschafft. Da es die Nierentätigkeit anregt, ist es, genau wie Natrium chloratum, an der Regulierung des Wasserhaushaltes beteiligt.

Es findet Anwendung bei:

- Anregung der Ausscheidungen
- Rheumatischen Erkrankungen
- Lebererkrankungen (auch bei Gallestauungen)
- Nieren- und Blasenerkrankungen
- Durchfall
- Absonderungen (grünlich-gelb)
- Erbrechen mit bitterem Geschmack
- Durchblutungsstörungen des Gehirns
- Asthma
- Fettsucht
- Völlegefühl

Die abgebrochenen Fingernägel

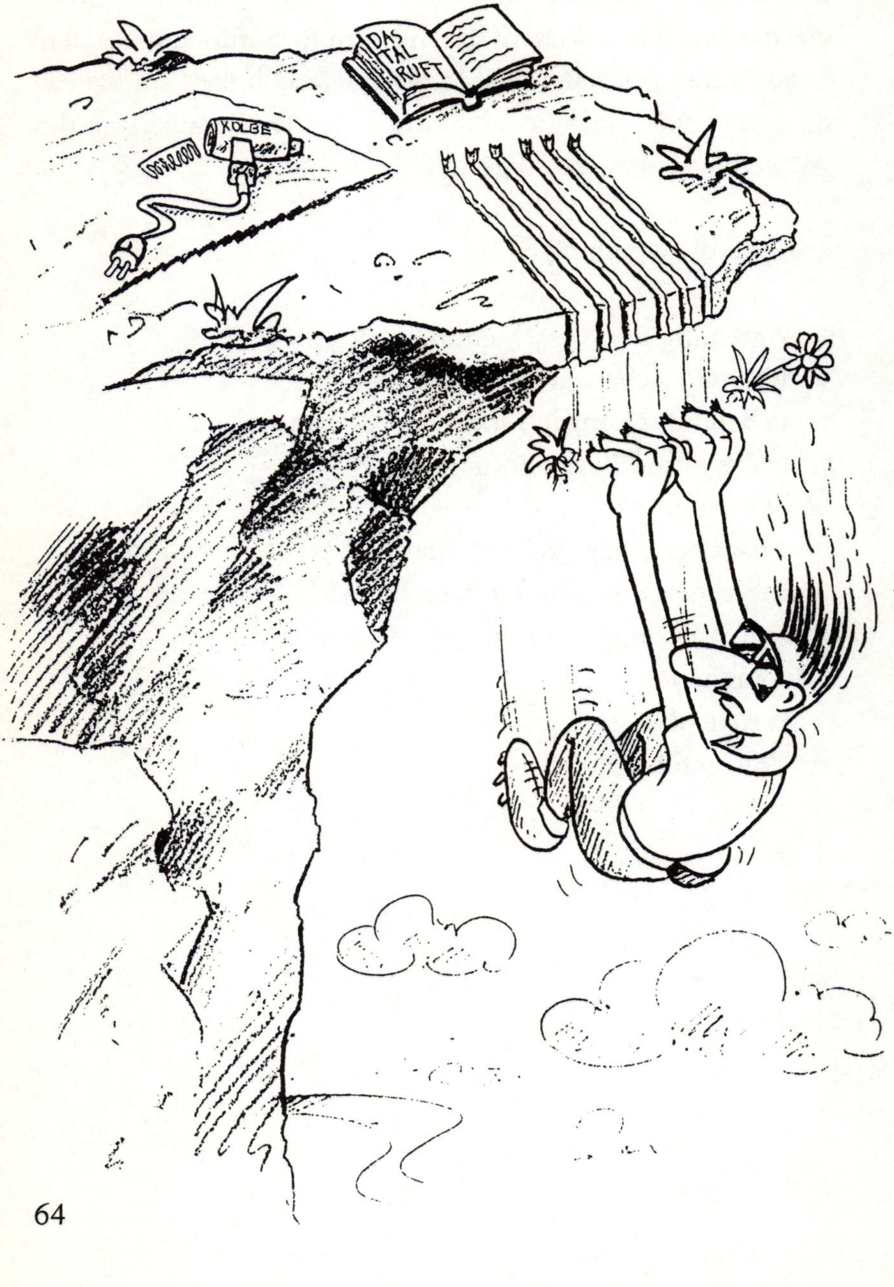

Silicea oder zu deutsch Kieselsäure ist ein außergewöhnliches Mineralsalz. Sie haben recht, alles, was Sie bisher gelesen haben, klingt außergewöhnlich. Dennoch, Silicea stellt etwas besonderes unter den Mineralsalzen dar. Die Bandbreite der Anwendungsgebiete ist nämlich außerordentlich groß. Und wer die Wahl hat, hat auch die Qual. Für mich stellte sich die Frage, welches dieser Anwendungsgebiete stelle ich Ihnen vor? Ich habe mich für ein Beispiel entschieden, das für viele interessant sein wird.

Herr Luftig liebt die frische Luft über alles. Er verbringt seine freie Zeit, soweit dies möglich ist, im Freien. Er schreckt dabei auch nicht vor riskanten Unternehmungen zurück. Im Sommer zieht es ihn häufig in die Berge zum Wandern und Klettern. Im letzten Sommer hatte er ein Erlebnis ganz besonderer Natur. Als er einige Stunden in den Bergen gekraxelt war, dachte er sich es sei Zeit, um etwas auszuruhen. Er fand ein sonniges Plätzchen auf einem Felsvorsprung. Dort legte er sich hin. Es störte ihn nicht, so dicht am Abgrund zu liegen. Was sollte ihm schon passieren, es war weit und breit niemand zu sehen, der ihn hinunterstoßen könnte. Nachdem er sich mit den mitgebrachten Semmeln gestärkt hatte, holte er ein Buch aus dem Rucksack und begann zu lesen. Aber das Kraxeln, die frische Luft und das gute Essen hatten ihn müde gemacht und er schlief ein. Er schlief so fest, dass er gar nicht bemerkte, wie er sich im Schlaf immer mehr auf den Abgrund zubewegte. Er wurde erst wach, als er bereits über die Felskante gerutscht war. Im letzten Moment konnte er sich noch mit den Händen in den Felsen krallen. Er dachte, ich muss mich jetzt ganz langsam wieder hochziehen. Da passierte das Unerwartete, seine Fingernägel brachen ab, und es gab kein Halten mehr. Herr Luftig stürzte in den Abgrund. Jetzt ist es aus, dachte er. Aber Herr Luftig hatte Glück im Unglück. Nur wenige Meter unter dem Felsvorsprung hatte Mutter Natur einen Baum wachsen lassen – in diesem Baum blieb Herr Luftig hängen. Eine Gruppe Bergwanderer konnte ihn dort mit Hilfe eines Seiles retten. Seine Prellungen kurierte er auf der Terrasse seiner Pension aus.

Nun, nicht jeder wird so etwas erleben, das ist wahr, aber viele Menschen haben das Problem, dass ihnen die Fingernägel abbrechen. Diese Mitmenschen leiden an einem Silicea-Mangel. Durch die regelmäßige Einnahme von dreimal täglich 2 Tabletten kann ihnen geholfen werden. Das gleiche gilt auch für die Haare, denn unsere Haare bestehen aus einem ähnlichen Material wie unsere Finger- und Zehennägel. Silicea gibt beiden die Festigkeit.

Zum Schluß möchte ich noch eine weitere Eigenschaft von Silicea erwähnen. Silicea ist nämlich in der Lage harnsaure Kristalle aufzulösen. Harnsaure Kristalle sind die Ursache für Gicht und Arthrosen. Wer an diesen Krankheiten leidet, kann durch Silicea Linderung und Heilung erfahren.

11. Silicea

In allen menschlichen Zellen ist Kieselsäure vorhanden. Daraus ergibt sich der überaus große Wirkungskreis dieses Salzes.

Die häufigsten Wirkungsgebiete sind:

- □ Erschlaffung des Bindegewebes und der Gefäßwandungen
- □ Erkrankungen der Nägel und der Haare
- □ Rachitis (im Wechsel mit Calcium phosphoricum über Monate einnehmen)
- □ Auflösung von harnsauren Kalkablagerungen wie Gichtknoten (im Wechsel mit Natrium phosphoricum einnehmen)
- □ Eiterungen
- □ Eiterpustel
- □ Eiterpickel
- □ Eiterungsfisteln
- □ Furunkel und Abszesse
- □ Schweißregulierung
- □ Nachtschweiß
- □ Fußschweiß

Wenn der Kopf zu ist

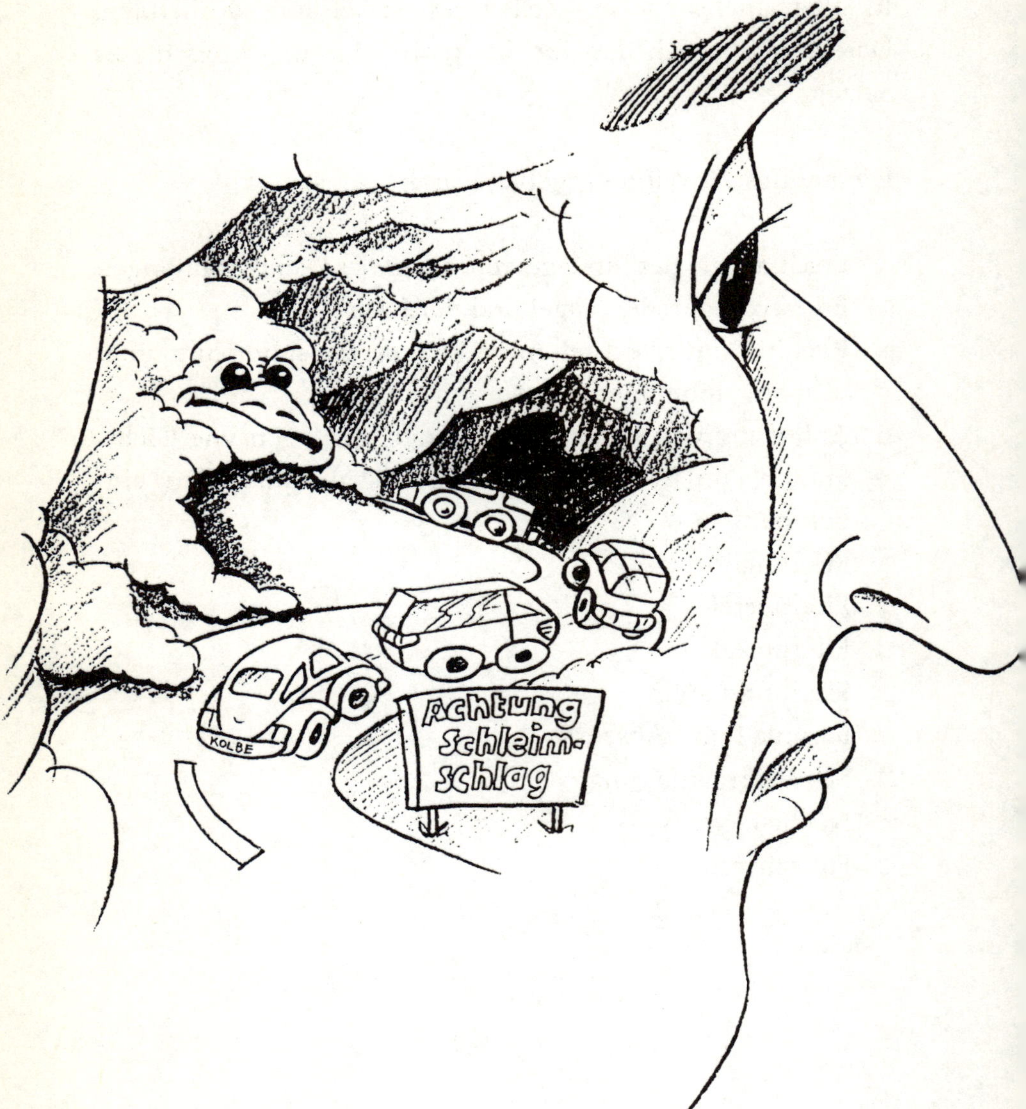

Bei Calcium sulfuricum handelt es sich um schwefelsauren Kalk oder einfacher ausgedrückt um Gips. Jetzt werden Sie vielleicht denken, Gips für die Gesundheit einnehmen, das hat uns gerade noch gefehlt.

Lassen Sie uns beim letzten der Schüßlerschen Mineralsalze noch einmal eine Reise in unseren Körper unternehmen.

Wir gesellen uns zur Notfalltruppe. Die Aufgabe dieser Gruppe ist es, Störungen jeder Art zu beseitigen. Die diensthabende Crew sitzt gerade im Bereitschaftsraum und spielt Skat. Da kommt der Einsatzleiter herein:

„Los Jungs, wir haben gerade einen Einsatz bekommen!"

„Was ist denn nun schon wieder los?"

„Die Funkstreife hat gerade einen Stau auf der Stirnhöhlenstraße gemeldet. Wir sollen da mal nachsehen."

„Schade, ich hatte gerade einen Grand mit Vieren auf der Hand."

„Nun macht schon, die Sache eilt!"

Die Notfalltruppe ist in der Stirnhöhle angekommen.

„Ach du jeh, in der Stirnhöhle hat sich ein Schleimschlag ereignet. Wie sollen wir dieses Zeug wegkriegen?"

„Einfach wegschippen, also ran an die Schaufeln!"

„Sitzt dieser Schleim vielleicht fest, so kriegen wir den nie weg."

„Dann holt unser Schleimlösungsmittel, die Straße muss wieder frei werden!"

„Welches Schleimlösungsmittel meinen Sie, Chef?"

„Na, das Calcium sulfuricum meine ich."

12. Calcium sulfuricum

Dieses Mineralsalz hat im Vergleich zu den anderen Salzen einen kleinen Wirkungskreis. Da es eine lösende und ausscheidende Wirkung auf die Schleimhäute hat, leistet es bei den folgenden Einsatzgebieten gute Dienste.

Die Einsatzgebiete sind:

- □ Stirnhöhlenentzündung
- □ Nebenhöhlenentzündung
- □ Festsitzender Husten

Interview mit Dr. Schüßler

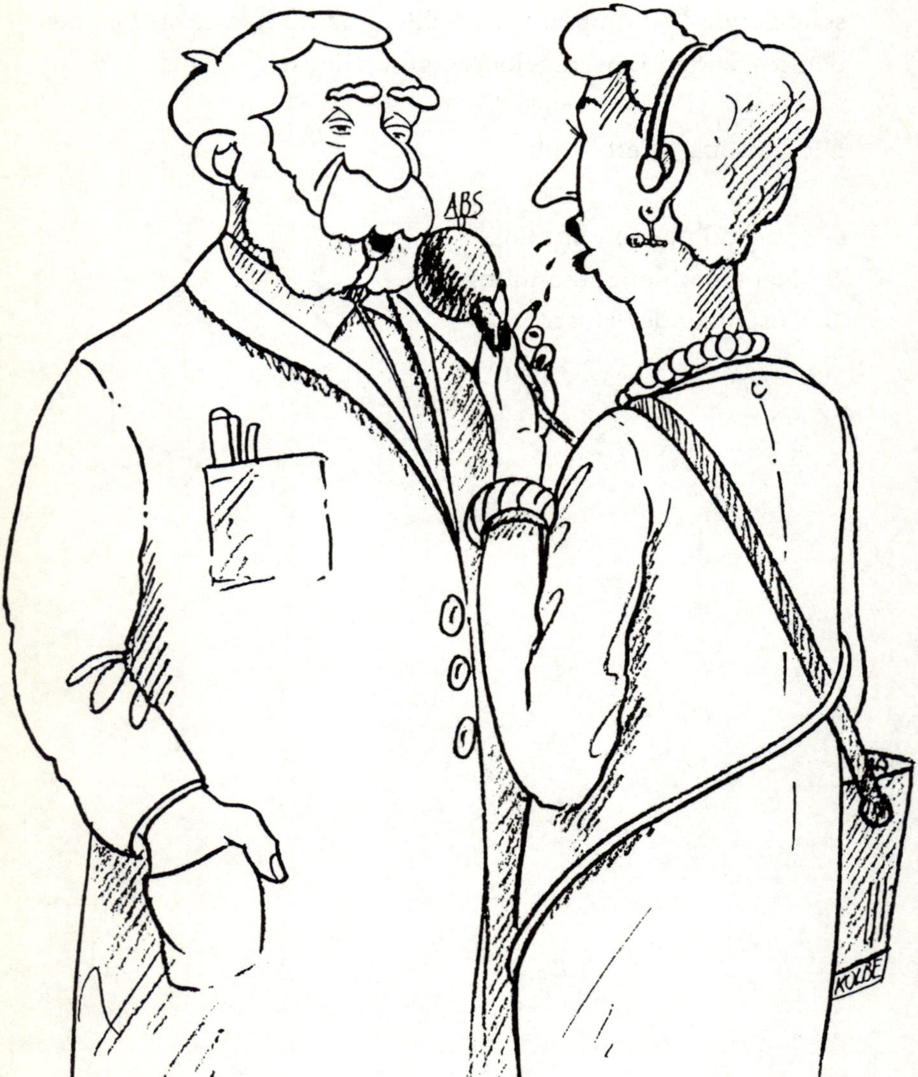

Die Lebensdaten

Wie versprochen, bringen wir nun das Interview mit Dr. Schüßler:

„Herr Dr. Schüßler, zunächst vielen Dank, dass Sie sich für dieses Interview zur Verfügung gestellt haben."

„Der Dank liegt ganz auf meiner Seite, es freut mich nämlich sehr, dass sie sich für mein Lebenswerk interessieren."

„Herr Dr. Schüßler, erzählen Sie unseren Lesern und Leserinnen zu Beginn Ihren Lebensweg."

„Ich wurde 1821 in Bad Zwischenahn geboren. Mein Vater war ein kleiner Finanzbeamter. Die Finanzbeamten haben zwar die Aufgabe Geld in die Staatskasse zu bringen, ihre Bezahlung war jedoch schlecht. Ich will nicht sagen, dass wir arm waren, aber meine Eltern mussten schon mit jedem Pfennig rechnen. Meinen größten Wunsch, ein Medizinstudium, konnten sie mir jedenfalls nicht ermöglichen. Da das Studium nicht möglich war, widmete ich mich in meiner Freizeit der Homöopathie und wurde homöopathischer Laienhelfer, heute würde man Heilpraktiker dazu sagen. Als homöopathischer Laienhelfer hatte ich gute Erfolge. Dies beeindruckte meinen Bruder. Der war als Kaufmann inzwischen wohlhabend geworden. Er sicherte mir finanzielle Hilfe für mein Studium zu und so konnte ich 1853 , ich war also schon 32 Jahre alt, den zweiten Bildungsweg beginnen. Ich begann mein Studium in Paris und wechselte ein Jahr später nach Berlin. Bereits 1855 konnte ich in Gießen zum

Dr. med. promovieren. Anschließend setzte ich mein Studium an der Universität Prag fort. Um als Arzt zugelassen zu werden benötigte ich das Abitur. Ich drückte also in Oldenburg im Alten Gymnasium wieder die Schulbank und erhielt dort 1857 das nachträgliche Abiturium, wie das damals hieß. Noch im gleichen Jahr legte ich mein medizinisches Staatsexamen ab. Am 2. Januar 1858 bekam ich die Zulassung als Arzt und eröffnete meine Praxis in Oldenburg. Dort habe ich bis zu meinem Tod im Jahre 1898 gelebt und gearbeitet."

Die Entwicklung der Therapie

„Ich muss sagen, Sie haben einen interessanten Lebenslauf, Herr Dr. Schüßler. Wie sind Sie nun auf die Mineralsalze gekommen?"

„Das vorige Jahrhundert war ein sehr aufregendes. In der Wissenschaft wurden ständig neue Erkenntnisse gewonnen, die mich außerordentlich interessierten. Besonderes Interesse rief bei mir die Chemie hervor, das war damals noch eine sehr junge Wissenschaft. Stark beeinflusst hat mich das Buch „Kreislauf des Lebens" von Moleschott. Ich habe auch häufig Gespräche mit Moleschott geführt. Seine Erkenntnisse über die Mineralien waren die Grundlage für meine Therapie. So begann ich 1872 mit den Arbeiten."

„Sie machten schnelle Fortschritte, denn bereits 1873 gab es die erste Veröffentlichung."

„Ja, ich arbeitete wie besessen an meiner Idee, Krankheiten mit Mineralien zu heilen. 1873 erschien in der „Allgemeinen Homöopathischen Zeitung“ die erste Veröffentlichung mit dem Titel „Eine abgekürzte homöopathische Therapie“.

„Wie kam es zu diesem Titel?“

„Ich nannte meine Therapie zunächst so. Wie ich schon erwähnte, begann ich als Homöopath. Die Homöopathie arbeitet mit ungefähr 2000 Arzneimitteln. Die Schwierigkeit besteht darin das richtige Mittel herauszufinden. In meiner Therapie gibt es nur 12 Mittel, das ist überschaubar und deshalb einfacher.“

„Das klingt einleuchtend. Wie reagierte die Fachwelt auf die revolutionäre Entdeckung?“

„Zu meiner Enttäuschung reagierten meine Kollegen mit Ablehnung.“

„Wie kam das?“

„Die Homöopathen waren stolz darauf viele Arzneimittelbilder auswendig zu kennen, dies hatte viele Jahre gedauert. Nun waren sie zu stolz zuzugeben, dass man mit 12 Arzneien auskommen kann. Meinen Kollegen von der Schulmedizin war ich nicht wissenschaftlich genug, obwohl ich mich wissenschaftlich orientiert hatte.“

„Was taten Sie weiter?“

„Ich änderte den Namen in Biochemie um. Bio kommt aus dem Griechischen und heißt Leben. Das Leben in unserem

Organismus besteht aus chemischen Prozessen. Die Mineralsalze greifen in diese Prozesse ein, deshalb ist meine Therapie die Chemie des Lebens."

„Was unterscheidet Ihre Mineralsalze von anderen Mineralstoffpräparaten?"

„Sie sind homöopathisch aufbereitet, das heißt verdünnt. Ich komme mit ganz kleinen Dosierungen aus, da ich mit meinen Mitteln die fehlenden Mineralien nicht ersetzen will. Meine Mittel befähigen den Körper, wieder die notwendigen Mineralien aus der Nahrung aufzunehmen."

„Wie kam die Biochemie bei Ihren Patienten an?"

„Die waren begeistert. Zum einen waren die Heilungserfolge außerordentlich groß, zum anderen war sie sehr preiswert. Die Erfolge beeindruckten mich selbst so sehr, dass ich bis zu meinem Tode nur noch mit Mineralien behandelte."

Die Massenbewegung

Im Interview mit Dr. Schüßler stellten wir die Frage, wie seine Therapie bei den Patienten ankam. Die Antwort Dr. Schüßlers kennen Sie bereits. Doch wie beliebt war diese Therapie wirklich? Im Jahr 1885 ereignete sich etwas, das Dr. Schüßler nicht voraussehen konnte. Seine Patienten gründeten Vereine und machten so seine Heilweise populär. So, oder ähnlich, könnte die Entwicklung der Bewegung jedenfalls in der Zeitung gestanden haben:

Biochemischer Verein gegründet

Am 17. Juli 1885 wurde in Oldenburg ein neuer Verein gegründet. Der Name ist „Biochemischer Verein Oldenburg“. Er befasst sich mit der von Dr. Schüßler entwickelten Naturheilweise gleichen Namens. Unser Reporter sprach mit dem Gründer, dem Eisenbahn-Rechnungsrat August Meyer, über die Ziele des Vereins.

August Meyer: „Viele von uns verdanken Dr. Schüßler und seiner Biochemie ihre Gesundheit. Um diese segensreiche Therapie auch weiterhin zu erhalten, haben wir diesen Verein gegründet.“

Dr. Schüßler war bei der Vereinsgründung nicht anwesend. Von ihm erfuhren wir, dass er von solchen Vereinsgründungen nicht viel halte.

(Oldenburger Nachrichten)

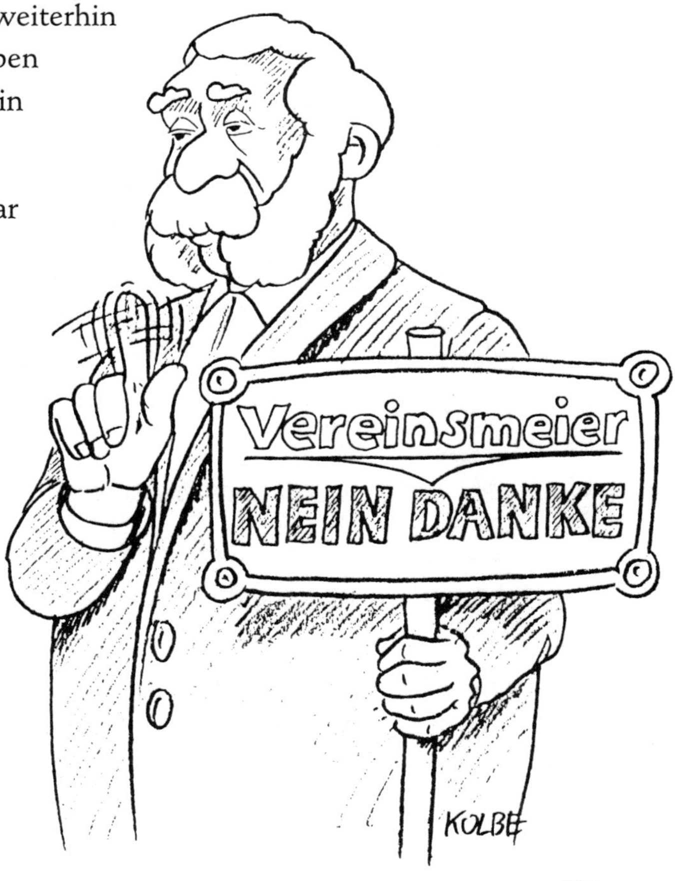

Biochemische Vereine breiten sich aus

Die Gründung eines Biochemischen Vereins in Oldenburg hat Schule gemacht. Im Harz (z.B. Clausthal-Zellerfeld) und in Westfalen (Lage und Bad Salzuflen) wurden weitere Vereine gegründet. Es erschien bereits eine eigene Zeitung mit dem Titel „Mitteilungen über Biochemie“. Die Verantwortlichen sind fest davon überzeugt, dass die Bewegung weiter anwachsen wird.

(Oldenburg im Jahre 1895)

Biovereine gründen einen Verband

In den letzten Jahren sind die Biochemischen Vereine wie die Pilze aus dem Boden geschossen. Die Gründung eines Dachverbandes ergab sich deshalb zwangsläufig. Der neue Verband trägt den Namen „Vereinigung Deutscher Biochemischer Vereine“ und hat 20.000 Mitglieder

(Deutschland im Jahre 1903)

Biochemie gewinnt immer neue Anhänger

Die Naturheilweisen werden immer beliebter. Besonderer Beliebtheit erfreut sich die Biochemie, ein Naturheilverfahren mit Mineralien nach Dr. Schüßler. Immer mehr Menschen, insbesondere Arbeiter, werden Mitglied in den zahlreichen Biochemischen Vereinen. Der Grund hierfür ist die preiswerte gesundheitliche Versorgung in diesen Vereinen.

(Deutschland im Jahre 1918)

Biochemischer Bund gegründet

Der Zuwachs an Mitgliedern in den Biochemischen Vereinen hat eine Neuorganisation des Dachverbandes notwendig gemacht. Der neue Dachverband trägt den Namen „Biochemischer Bund Deutschlands". Nach Angaben des Vorsitzenden gibt es zur Zeit 84 Biochemische Vereine in Deutschland mit insgesamt 30.000 Mitgliedern. Sitz des neuen Verbandes ist Potsdam-Babelsberg.

(Deutschland am 21. Mai 1922)

Die weltgrößte Gesundheitsorganisation

Der Biochemische Bund Deutschlands gab heute seine neue Erfolgsbilanz heraus. Der Präsident dieses Bundes verkündete stolz, dass in diesem Jahr die 400. Vereinsgründung erfolgt ist. 400.000 Familien sind inzwischen Mitglieder in den biochemischen Vereinen. Der Biochemische Bund unterhält zahlreiche Laboratorien, Kurheime und Sanatorien, in denen hauptsächlich biochemisch therapiert wird. Damit ist der Biochemische Bund die größte Gesundheitsorganisation der Welt.

(Deutschland um 1930)

Biochemischer Bund „gesäubert"

Der Sachverständigenbeirat für Volksgesundheit hat sich endlich des leidigen Problems der Biochemischen Bewegung angenommen. Der Biochemische Bund Deutschlands trägt fortan den Namen „Reichsarbeitsgemeinschaft der Volksheilverbände". Der Vorstand mit seinen volksverhetzenden Elementen wurde seiner Ämter enthoben und durch Personen ersetzt, die diese wichtige Arbeit nach den parteipolitischen Richtlinien unseres Führers ausführen.

(Deutschland nach 1933)

Volksheilverbände aufgelöst

Die Volksheilverbände wurden aufgelöst. Unser Volk muss sich wichtigeren Zielen zuwenden als der Pflege der Naturheilweisen. Das Vermögen und der Grundbesitz wurde Eigentum der Volksgemeinschaft.

(Deutschland nach 1940)

Das war ein geschichtlicher Abriss in Kurzform über die Biochemische Bewegung von 1885 bis 1945. Mit der Auflösung durch die Nationalsozialisten ist die Geschichte aber nicht zu Ende. Es ging weiter. Sie erfahren es im nächsten Kapitel.

Die Biochemische Bewegung heute

Im letzten Kapitel habe ich den Werdegang der Biochemischen Bewegung von der Gründung 1885 bis zur Zerschlagung durch die Nationalsozialisten dargestellt. Mit der Zerschlagung war die Bewegung nicht zu Ende.

Nach dem Kriege wurden der Biochemische Bund und ein Teil der Vereine in der Bundesrepublik Deutschland neu gegründet. In der DDR blieb die Biochemische Bewegung verboten. Dadurch konnte der Biochemische Bund auch nicht wieder die alte Größe erreichen, denn der größte Teil der Vereine war im östlichen Teil unseres Landes beheimatet.

Heute umfasst der Biochemische Bund wieder über 80 Vereine mit mehr als 15.000 Mitgliedern. Da es sich oft auch um Familienmitgliedschaften handelt, dürfte die tatsächliche Zahl wesentlich höher liegen.

Der Biochemische Bund hat seinen Sitz in Dormagen. Das Dr. Schüßler Sanatorium in Hahnenklee-Bockswiese ist der Gesundheitsreform der Bundesregierung zum Opfer gefallen.

Außerdem betreibt der Biochemische Bund Deutschlands e.V. einen Verlag, der auch die Zeitschrift „Weg zur Gesundheit" sowie eine ganze Reihe von Büchern, Broschüren und anderen Veröffentlichungen herausgibt.

Das Motto der Biochemischen Bewegung lautet: „Biochemie hilft Krankheiten zu verhindern und Kranken zur Gesundheit zu verhelfen. Sie ist wirksam, giftfrei und kann ohne schädigende Einflüsse eingenommen werden. Außerdem ist sie kostensenkend!"

Falls Sie mehr über die Arbeit des Biochemischen Bundes erfahren möchten oder Mitglied in einem Biochemischen Verein werden wollen, hier die Adresse:

Biochemischer Bund Deutschlands e. V.
In der Kuhtrift 18, 41541 Dormagen

Wie wirken die „Schüßler-Mineralien“?

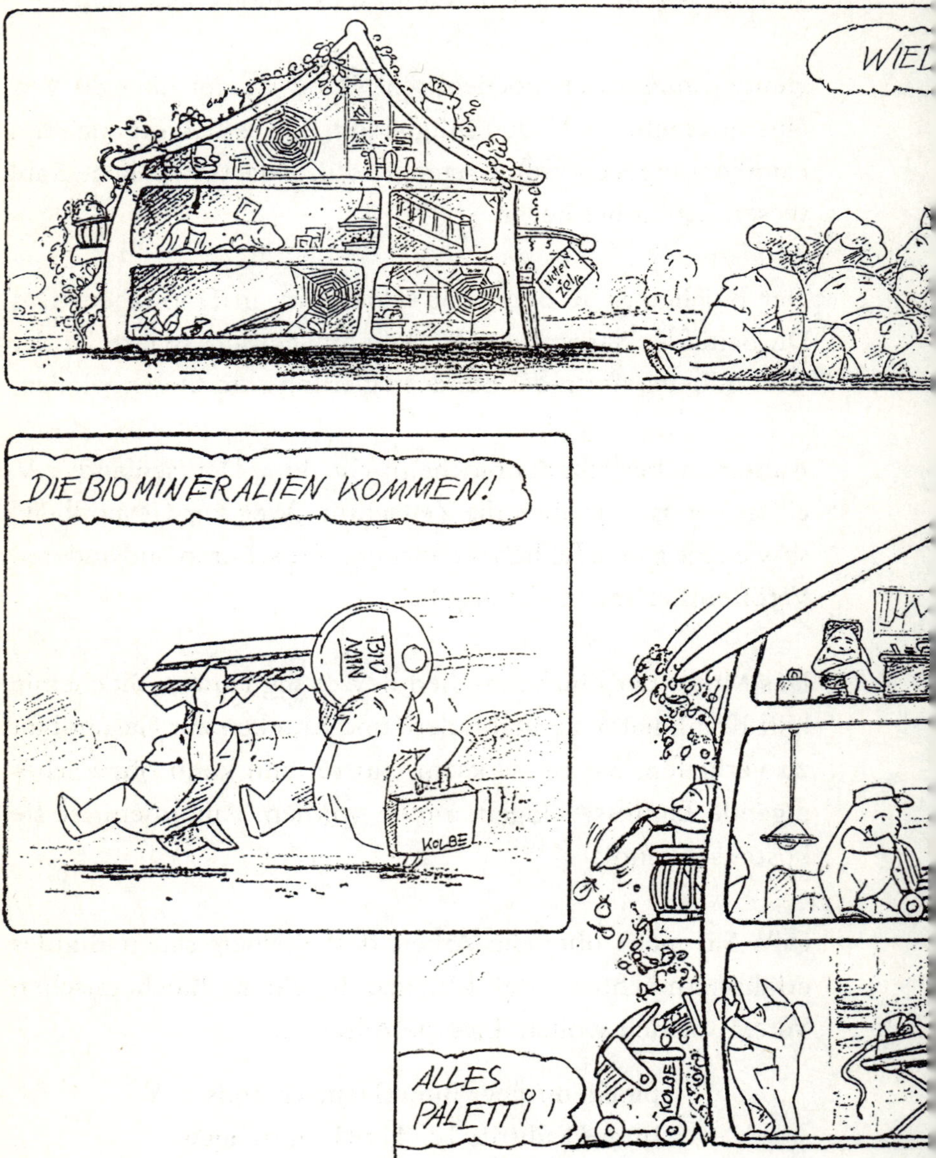

Sie werden sich bestimmt schon die Frage gestellt haben, was unterscheidet die „Schüßler-Mineralien" eigentlich von anderen Mineralien?

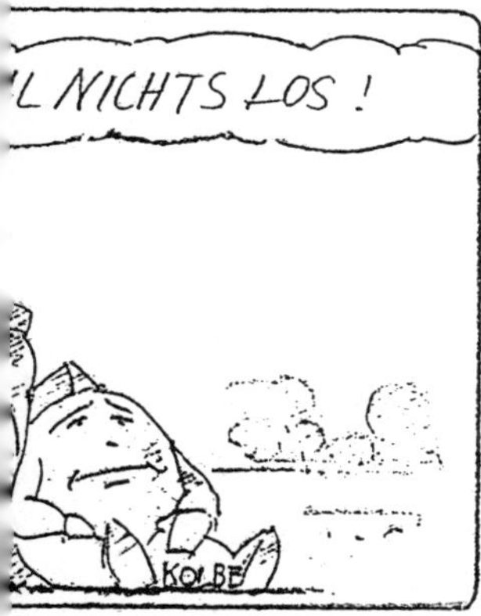

Dr. Schüßler hat festgestellt, dass der Körper die vorhandenen Mineralien nicht verarbeiten kann, das heißt, sie gelangen nicht dahin, wo sie hin sollen, nämlich in die einzelnen Zellen. Ohne die Mineralien können die Zellen aber nicht richtig arbeiten. Die „Schüßler-Mineralien" in ihrer feinen Dosierung schließen die Zellen für die großen Mineralien wieder auf. Sie haben sozusagen eine Schlüsselfunktion.

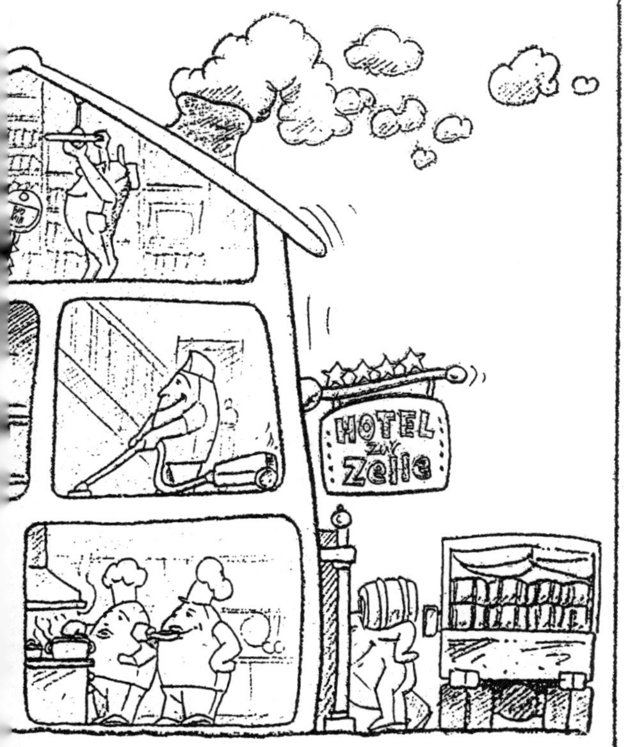

Die nebenstehenden Zeichnungen sollen diese Funktion verdeutlichen.

Stellung der Biochemie

Die Verbreitung der Biochemie des Dr. Schüßler hat an den Grenzen nicht Halt gemacht. Sie ist in vielen Ländern verbreitet, so zum Beispiel in England, USA, Indien, Österreich, Schweiz und Australien.

In Indien ist die Biochemie Volksheilweise: Ein Mitglied des Biochemischen Vereins Neviges erzählte mir folgendes: „Während eines Indienaufenthaltes erkrankte ich und musste zum Arzt gehen. Als der Arzt erfuhr, dass ich aus Deutschland kam, zeigte er mir stolz seine Döschen mit biochemischen Tabletten."

Während meiner Ausbildungszeit an der Heilpraktikerschule kam die Sprache auf die Biochemie. Die meisten von uns hatten noch nie etwas davon gehört. Ein Inder, der unter uns war, konnte das nicht fassen. Er sagte: „Bei uns in Indien kennt sich jede Mutter mit der Biochemie aus, ist jemand in der Familie krank, geht sie in das nächste Geschäft und kauft die entsprechenden Mineralsalze."

In der Medizin hat die Biochemie eine andere Stellung. Obwohl Dr. Schüßler wissenschaftlich gearbeitet hat, wird sie von den meisten Schulmedizinern als zu unwissenschaftlich abgelehnt. Das liegt wohl daran, dass fast die gesamte Naturheilkunde von der Schulmedizin zu Unrecht als unwissenschaftlich angesehen wird. Von vielen Naturheilärzten und Heilpraktikern wird sie als wichtige Therapieform geschätzt und angewendet.

Anwendungshinweise

Eine Frage werden Sie sich bestimmt schon gestellt haben, wie muss ich die Mineralien einnehmen? Dazu möchte ich Ihnen einige Hinweise geben.

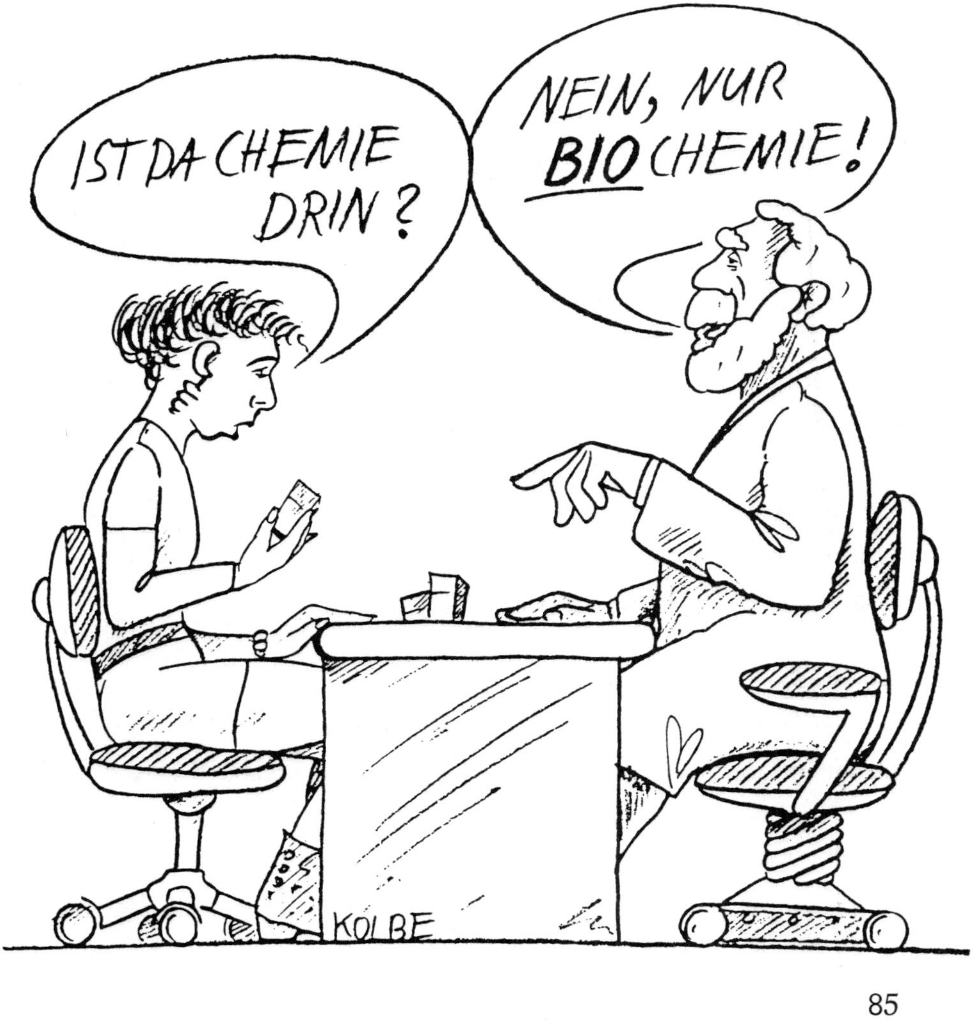

Dr. Schüßler hat seine Mineralsalze homöopathisch aufbereitet. Er wählte folgende homöopathische Stärken aus:

1.	Calcium	fluoratum	D12
2.	Calcium	phosphoricum	D6
3.	Ferrum	phosphoricum	D12
4.	Kalium	chloratum	D6
5.	Kalium	phosphoricum	D6
6.	Kalium	sulfuricum	D6
7.	Magnesium	phosphoricum	D6
8.	Natrium	chloratum	D6
9.	Natrium	phosphoricum	D6
10.	Natrium	sulfuricum	D6
11.	Silicea		D12
12.	Calcium	sulfuricum	D6

Die enthaltenen Salze sind so fein verrieben, dass sie in der Lage sind, die Zellwände aufzuschließen.

Verschiedene Mineralsalze sollten nicht zusammen, sondern im Wechsel eingenommen werden, da einige von ihnen Gegenspieler sind.

Die größte Wirkung erzielen Sie, wenn Sie die Tabletten unter die Zunge legen, und sie dort zergehen lassen. Unter der Zunge befindet sich ein dichtes Aderngeflecht, dort gehen die Mineralien direkt ins Blut über. Dadurch erhält man eine sichere und schnelle Wirkung.

Gebrauchsanweisung in Stichworten

1. Bei akuten Krankheiten häufiges Einnehmen (etwa im Abstand von 10 Minuten 2 Tabletten)
2. Bei chronischen Krankheiten dreimal täglich 2 Tabletten.
3. Mehrere Mittel sollten nicht gemischt werden, sondern im Wechsel eingenommen werden.
4. Langsam unter der Zunge zergehen lassen

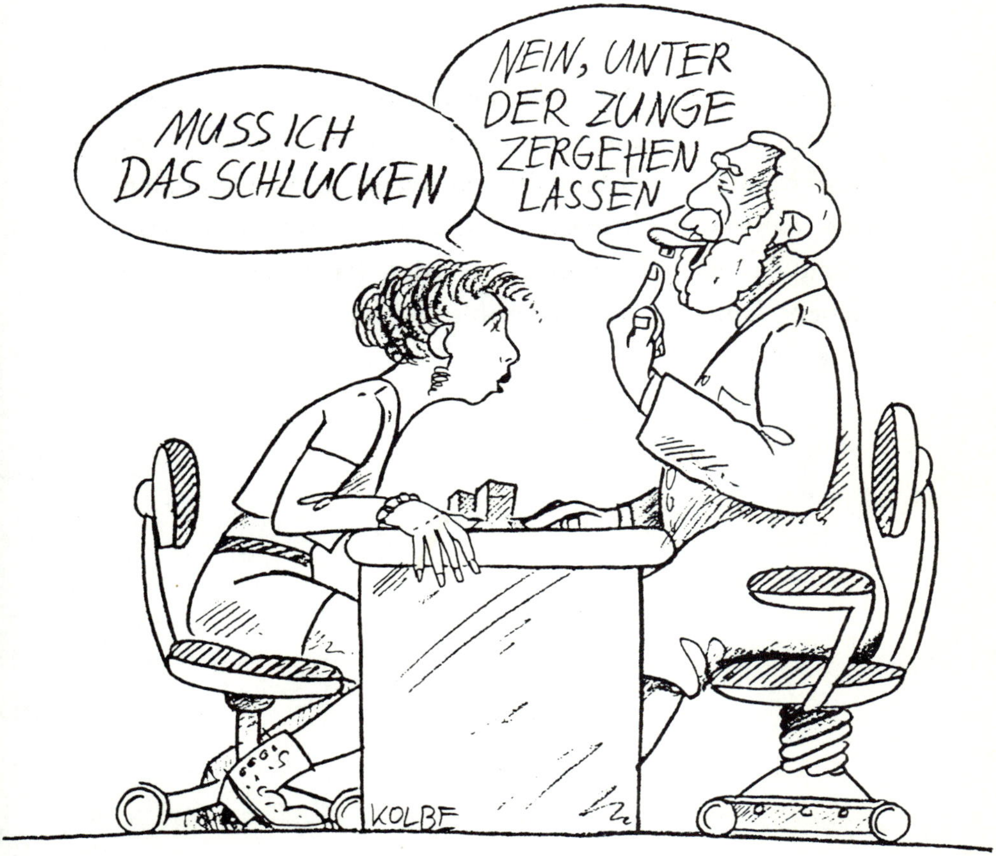
MUSS ICH DAS SCHLUCKEN
NEIN, UNTER DER ZUNGE ZERGEHEN LASSEN
KOLBE

5. ½ Stunde vor dem Essen einnehmen

6. Säuglinge und Kleinkinder:

   Brustkinder: Die Mutter nimmt die Tabletten ein.

   Flaschenkinder: Tabletten zerquetschen und in der Flaschennahrung auflösen.

   Bei Nahrungsverweigerung: Die zerquetschten Pastillen auf die Innenseite der Wangen streichen.

7. Sonderform

   „Heiße Sieben“: 10 Tabletten der Nr. 7 in einem Glas heißem Wasser auflösen und schluckweise trinken. Beim Umrühren keinen Metalllöffel verwenden, da Mineralien eine natürliche elektrische Ladung besitzen und diese durch das Metall verändert werden kann. Die „Heiße Sieben“ kann so oft wiederholt werden, bis eine Besserung eintritt.

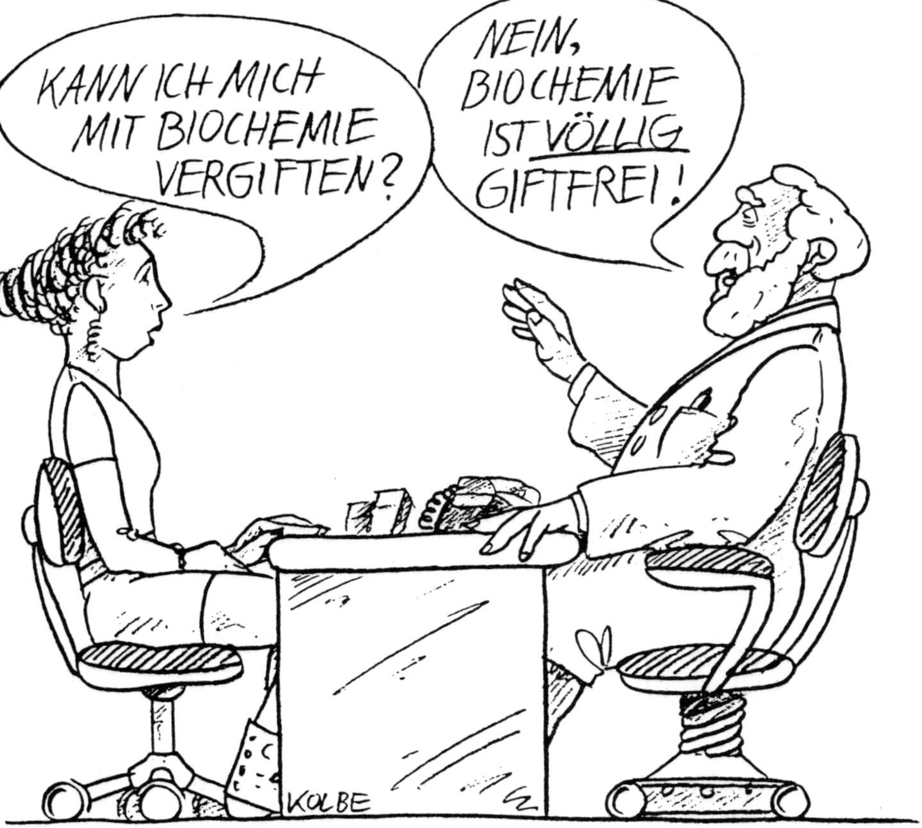
KANN ICH MICH MIT BIOCHEMIE VERGIFTEN?
NEIN, BIOCHEMIE IST VÖLLIG GIFTFREI!
KOLBE

Verzeichnis der Krankheiten

A

Absonderungen

tritt besonders als Zungenbelag, Ausfluss aus Nase, Mund und Ohren oder als Auswurf auf

weiß, weißgrau	Nr. 4 Kalium chloratum
wässrig, glasig	Nr. 8 Natrium chloratum
gelb	Nr. 6 Kalium sulfuricum
eitrig, dick, gelb	Nr. 11 Silicea und Nr. 9 Natrium phosphoricum
grünlich, mit bitterem Geschmack	Nr. 10 Natrium sulfuricum
stinkend	Nr. 5 Kalium phosphoricum

Abszess

im Frühstadium	Nr. 3 Ferrum phosphoricum im Wechsel mit Nr. 5 Kalium phosphoricum alle 10 Min. 1 Tablette
im fortgeschrittenen Stadium	Nr. 4 Kalium chloratum 6 x täglich 1 Tabl.
	danach Nr. 11 Silicea 5 x täglich 1 Tabl.

	danach Nr. 12 Calcium sulfuricum 6 x täglich 1 Tabl. Nr. 12 erst dann einnehmen, wenn der Eiter ungehindert abfließen kann
Afterrisse	Nr. 1 Calcium fluoratum 6 x täglich 1 Tabl.
Akne	Nr. 11 Silicea 3 x täglich 2 Tabl.
ergänzend dazu	Nr. 9 Natrium phosphoricum Nr. 10 Natrium sulfuricum im täglichen Wechsel 3 x 2 Tabl.
Anämie	Nr. 8 Natrium chloratum im Wechsel mit Nr. 2 Calcium phosphoricum 3 x täglich je 2 Tabl.
Angina	siehe Halsentzündung
Angina, pectoris	siehe Herzkrankheiten
Aphten	Nr. 3 Ferrum phosphoricum ergänzend je nach Zungenbelag, siehe auch dort

Appetitlosigkeit	Nr. 11 Silicea 3 x täglich 1 Tabl.
wenn seelische Ursache über längere Zeit	Nr. 5 Kalium phosphoricum Nr. 8 Natrium chloratum 3 x täglich je 1 Tabl.
bei mangelnder Magensaftbildung	6 x täglich 1 Tabl.
Arteriosklerose	Nr. 1 Calcium fluoratum Nr. 2 Calcium phosphoricum Nr. 11 Silicea im täglichen Wechsel 5 x 3 Tabl. über mehrere Monate
Arthritis	siehe Gelenkentzündung und Gicht
Arthrose	Nr. 1 Calcium fluoratum Nr. 2 Calcium phosphoricum Nr. 8 Natrium chloratum im täglichen Wechsel 3 x 2 Tabl.
Asthma	Nr. 5 Kalium phosphoricum im Wechsel mit Nr. 6 Kalium sulfuricum im Wechsel mit Nr. 7 Magnesium phosphoricum 3 x täglich 2 Tabl.

Aufstoßen, saures	Nr. 9 Natrium phosphoricum vor den Mahlzeiten 2 Tabl.

Augenkrankheiten

Bindehautentzündung	Nr. 3 Ferrum phosphoricum ¼ stündlich 1 Tabl.
	zusätzlich entsprechend den Absonderungen:
weiß, weißgrau	Nr. 4 Kalium chloratum
wässrig, glasig	Nr. 8 Natrium chloratum
gelb	Nr. 6 Kalium sulfuricum
eitrig, dick, gelb	Nr. 11 Silicea und Nr. 9 Natrium phosphoricum
grünlich	Nr. 10 Natrium sulfuricum
stinkend	Nr. 5 Kalium phosphoricum

Lidentzündung

akut	Nr. 3 Ferrum phosphoricum ¼ stündlich 1 Tabl.
weiße Schuppen	Nr. 4 Kalium chloratum ¼ stündlich 1 Tabl.
gelbe, eitrige Krusten	Nr. 11 Silicea im Wechsel mit Nr. 9 Natrium phosphoricum ¼ stündlich 1 Tabl.

<u>Gerstenkorn</u>	
anfangs	Nr. 3 Ferrum phosphoricum alle 10 Minuten 1 Tabl.
bei eintretender Besserung	Nr. 1 Calcium fluoratum im Wechsel mit Nr. 11 Silicea alle 2 Stunden 1 Tabl.
<u>Hornhautentzündung</u>	Ärztliche Beratung erforderlich!
anfangs	Nr. 3 Ferrum phosphoricum alle 10 Minuten 1 Tabl.
bei eintretender Besserung	entsprechend den Absonderungen alle 2 Stunden 1 Tabl.
wenn lichtscheu	Nr. 5 Kalium phosphoricum
<u>Grauer Star</u>	Fachärztliche Behandlung erforderlich! Ergänzende biochemische Behandlung:
morgens	Nr. 1 Calcium fluoratum
am Tage	Nr. 4 Kalium chloratum im 2stündl. Wechsel mit Nr. 8 Natrium chloratum
abends	Nr. 11 Silicea jeweils 2 Tabl.
<u>Grüner Star</u>	Fachärztliche Behandlung erforderlich! Ergänzende biochemische Behandlung:

morgens	Nr. 1 Calcium fluoratum
am Tage	Nr. 2 Calcium phosphoricum im 2stündl. Wechsel mit Nr. 8 Natrium chloratum
abends	Nr. 11 Silicea jeweils 2 Tabl.

Tränenfluss	Nr. 3 Ferrum phosphoricum im Wechsel mit Nr. 4 Kalium chloratum 3 x täglich 2 Tabl.
Augenzuckungen	Nr. 5 Kalium phosphoricum im Wechsel mit Nr. 7 Magnesium phosphoricum 3 x täglich 2 Tabl.

B

Bandscheiben

Montag	Nr. 1 Calcium fluoratum
Dienstag	Nr. 2 Calcium phosphoricum
Mittwoch	Nr. 8 Natrium chloratum
Donnerstag	Nr. 1 Calcium fluoratum
Freitag	Nr. 2 Calcium phosphoricum
Samstag	Nr. 8 Natrium chloratum
Sonntag	Nr. 1 Calcium fluoratum 3 x täglich 2 Tabl.

Bauchschmerzen	Nr. 7 Magnesium phosphoricum als „Heiße Sieben“
bei Windstauung	Nr. 10 Natrium sulfuricum ¼ stündlich 1 Tabl.
Bauchspeicheldrüse	siehe Pankreas
Bindehautentzündung	siehe unter Augenleiden
Blähungen	Nr. 7 Magnesium phosphoricum als „Heiße Sieben“
im Oberbauch	Nr. 10 Natrium sulfuricum ½ stündlich 1 Tabl.
stinkend	Nr. 4 Kalium chloratum stündlich 1 Tabl.
versetzte Blähungen	Nr. 10 Natrium sulfuricum Nr. 6 Kalium sulfuricum Nr. 8 Natrium chloratum ½ stündlich im Wechsel
Blasenkatarrh	
nach Erkältung	Nr. 3 Ferrum phosphoricum ¼ stündlich 1 Tabl.
fortgeschritten	Nr. 4 Kalium chloratum 6 x täglich 1 Tabl.

Blasenkolik	Nr. 7 Magnesium phosphoricum als „Heiße Sieben“
Blutdruck, hoher (Hypertonie)	Nr. 1 Calcium fluoratum im täglichen Wechsel mit Nr. 11 Silicea 3 x täglich 2 Tabl.
Blutdruck, niedriger (Hypotonie)	Nr. 5 Kalium phosphoricum alle 2 Std. 1-2 Tabl. über mehrere Monate

Bronchialkatarrh

Anfangsmittel	Nr. 3 Ferrum phosphoricum ¼ stündlich 1 Tabl.
mit Krampfhusten	Nr. 7 Magnesium phosphoricum alle 5 Min. 1 Tabl.

Brüche

neben der chirurgischen Behandlung, zur Förderung des Zusammenwachsens

anfangs	Nr. 3 Ferrum phosphoricum ¼ stündlich 1 Tabl.
später	Nr. 1 Calcium fluoratum Nr. 11 Silicea Nr. 8 Natrium chloratum Nr. 2 Calcium phosphoricum im täglichen Wechsel 6 x täglich 1 Tabl.

Darmentzündung

Infektion mit Leibschmerzen, leichtem Erbrechen, leichtem Fieber	Nr. 3 Ferrum phosphoricum ¼ stündlich 1 Tabl. siehe auch Durchfall

Darmträgheit	Nr. 8 Natrium chloratum im Wechsel mit Nr. 3 Ferrum phosphoricum 3 x täglich 1 Tabl.

Depressionen

Gemütsverstimmungen mit Weinerlichkeit	Nr. 5 Kalium phosphoricum im Wechsel mit Nr. 8 Natrium chloratum 3 x täglich 2 Tabl.

Diabetes mellitus

begleitend zur ärztlichen Behandlung	Nr. 7 Magnesium phosphoricum Nr. 10 Natrium sulfuricum Nr. 11 Silicea im täglichen Wechsel 3 x täglich 2 Tabl.

Durchblutungsstörungen

Montag	Nr. 1 Calcium fluoratum
Dienstag	Nr. 3 Ferrum phosphoricum
Mittwoch	Nr. 5 Kalium phosphoricum
Donnerstag	Nr. 1 Calcium fluoratum
Freitag	Nr. 7 Magnesium phosphoricum
Samstag	Nr. 1 Calcium fluoratum
Sonntag	Nr. 3 Ferrum phosphoricum alle 3 Stunden 2 Tabl.

Durchfall

Anfangsmittel	Nr. 3 Ferrum phosphoricum ¼ stündlich 1 Tabl.
krampfartig	Nr. 7 Magnesium phosphoricum ¼ stündlich 1 Tabl. oder als „Heiße Sieben“
wässriger Stuhl	Nr. 8 Natrium chloratum ¼ stündlich 1 Tabl.
stinkend	Nr. 2 Calcium phosphoricum 6 x täglich 1 Tabl.
gelblich-grün bei Kleinkindern	Nr. 9 Natrium phosphoricum ½ stündlich 1 Tabl.

Ekzem	siehe unter Flechten
Entzündungen	
Anfangsstadium	Nr. 3 Ferrum phosphoricum alle 10 Minuten 1 Tabl.
fortgeschritten	Nr. 4 Kalium chloratum 6 x täglich 1 Tabl.
chronisch	Nr. 6 Kalium sulfuricum 3 x täglich 2 Tabl.
Erbrechen	Nr. 3 Ferrum phosphoricum
wäßrige Flüssigkeit	Nr. 8 Natrium chloratum
saures Erbrechen	Nr. 9 Natrium phosphoricum
galliges Erbrechen	Nr. 10 Natrium sulfuricum im Wechsel mit Nr. 7 Magnesium phosphoricum
Schwangerschaft	Nr. 7 Ferrum phosphoricum im Wechsel mit Nr. 2 Calcium phosphoricum im Wechsel mit Nr. 8 Natrium chloratum alle 5 - 10 Minuten 1 Tabl.

Erkältung

Anfangsmittel	Nr. 3 Ferrum phosphoricum alle 10 Min. 1 Tabl.
fortgeschritten	Nr. 4 Kalium chloratum ¼ stündlich 1 Tabl.
abklingend	Nr. 6 Kalium sulfuricum 6 x täglich 1 Tabl.

Ermüdung, Erschöpfung	Nr. 2 Calcium phosphoricum 3 x täglich 2 Tabl.

F

Falten	Nr. 1 Calcium fluoratum im täglichen Wechsel mit Nr. 3 Ferrum phosphoricum 3 x täglich 2 Tabl. über Monate hinweg

Fersensporn	Nr. 1 Calcium fluoratum im tägl. Wechsel mit Nr. 2 Calcium phosphoricum 3 x täglich 2 Tabl.
bei Schmerzen zusätzlich	Nr. 3 Ferrum phosphoricum stündlich 1 Tabl.

Fettgeschwulst, gutartig (Lipom)	Nr. 11 Silicea Nr. 9 Natrium phosphoricum Nr. 10 Natrium sulfuricum im täglichen Wechsel 3 x täglich 2 Tabl.
Fettleber	Fachmännische Beratung!
	Nr. 6 Kalium sulfuricum im tägl. Wechsel mit Nr. 10 Natrium sulfuricum 3 x täglich 2 Tabl.
bei Übersäuerung zusätzlich	Nr. 9 Natrium phosphoricum 3 x täglich 1 Tabl.
Fieber	
bis 39°	Nr. 3 Ferrum phosphoricum alle 10 Min. 1 Tabl.
über 39°	Nr. 5 Kalium phosphoricum alle 10 Min. 1 Tabl.
beim Zahnen der Kinder	Nr. 3 Ferrum phosphoricum im Wechsel mit Nr. 11 Silicea stündlich 1 Tabl.
Fingernägel, brüchige	Nr. 11 Silicea
bei Bindegewebsschwäche	im tägl. Wechsel mit Nr. 1 Calcium fluoratum 3 x täglich 2 Tabl.

Fingernägelkauen

bei Kalkmangel	Nr. 2 Calcium phosphoricum 3 x täglich 2 Tabl.
bei Kieselsäuremangel	Nr. 11 Silicea 3 x täglich 2 Tabl.
bei Nervosität	Nr. 7 Magnesium phosphoricum 3 x täglich 2 Tabl.

Fisteln	Nr. 11 Silicea im Wechsel mit Nr. 2 Calcium phosphoricum 6 x täglich 1 Tabl.
bei gelbem Ausfluss	Nr. 11 Silicea im Wechsel mit Nr. 6 Kalium sulfuricum 6 x täglich 1 Tabl.
bei wässrigem Eiter	Nr. 11 Silicea im tägl. Wechsel mit Nr. 2 Calcium phosphoricum im tägl. Wechsel mit Nr. 10 Natrium sulfuricum 6 x täglich 1 Tabl.
bei Harnsäurenaturen	Nr. 11 Silicea im Wechsel mit Nr. 9 Natrium phosphoricum 6 x täglich 1 Tabl.

Flechten

Bartflechte	Nr. 5 Kalium phosphoricum 3 x täglich 2 Tabl.
bei Abschuppungen	zusätzlich Nr. 6 Kalium sulfuricum 3 x täglich 2 Tabl.
Schuppenflechte	Nr. 1 Calcium fluoratum Nr. 2 Calcium phosphoricum Nr. 7 Magnesium phosphoricum Nr. 6 Kalium sulfuricum im täglichen Wechsel 3 x täglich 2 Tabl.
bei Harnsäurenaturen	Nr. 1 Calcium fluoratum Nr. 11 Silicea Nr. 7 Magnesium phosphoricum Nr. 9 Natrium phosphoricum im täglichen Wechsel 3 x täglich 2 Tabl.
Frostbeulen	Nr. 10 Natrium sulfuricum im Wechsel mit Nr. 4 Kalium chloratum 3 x täglich 2 Tabl.
Furunkulose	Nr. 3 Ferrum phosphoricum im Wechsel mit Nr. 6 Kalium sulfuricum ¼ stündlich 1 Tabl.
zur Einschmelzung	Nr. 11 Silicea stündlich 1 Tabl.

nach Öffnung des Abszesses	Nr. 12 Calcium sulfuricum 6 x täglich 2 Tabl.

Füße, kalte

bei gleichzeitiger kalter Nasenspitze, kalten Händen, Fröstelgefühl am Rücken	Nr. 2 Calcium phosphoricum im Wechsel mit Nr. 8 Natrium chloratum 3 x täglich 2 Tabl.
bei gedunsenem Gesicht, geschwollenen Gliedmaßen	Nr. 8 Natrium chloratum im Wechsel mit Nr. 10 Natrium sulfuricum 3 x täglich 2 Tabl.

Füße, Anschwellung

bei Druck bleibt Vertiefung zurück	Nr. 4 Kalium chloratum im Wechsel mit Nr. 8 Natrium chloratum 6 x 1 Tabl. täglich
bei Druck bleibt keine Vertiefung zurück	Nr. 11 Silicea Nr. 8 Natrium chloratum Nr. 10 Natrium sulfuricum im täglichen Wechsel 3 x 2 Tabl.

Fußschweiß	Nr. 11 Silicea 3 x täglich 2 Tabl.

Gallenbeschwerden

nach fetten Speisen	Nr. 9 Natrium phosphoricum im Wechsel mit Nr. 10 Natrium sulfuricum alle 10 Minuten 1 Tabl.

Gallenblasenentzündung

chronisch	Nr. 5 Kalium phosphoricum im Wechsel mit Nr. 10 Natrium sulfuricum je 3 x täglich 1 Tabl.
akut	Nr. 3 Ferrum phosphoricum ¼ stündlich 1 Tabl. dazu Nr. 10 Natrium sulfuricum stündlich 1 Tabl.

Gallensteine	Nr. 4 Kalium chloratum alle 3 Wochen 4 Tage lang 3 x täglich 3 Tabl.
Gastritis	siehe Magenschleimhaut- entzündung
Gallenkolik	Nr. 7 Magnesium phosphoricum als „Heiße Sieben“

Geburt

zur Erleichterung der Niederkunft und Vermeidung von Kalkmangel	Nr. 1 Calcium fluoratum im täglichen Wechsel mit Nr. 2 Calcium phosphoricum 4 x täglich 3 Tabl. vor dem Essen; während der gesamten Schwangerschaft
im letzten Monat	Nr. 7 Magnesium phosphoricum 3 x täglich 2 Tabl.
Eintritt der Wehen	Nr. 7 Magnesium phosphoricum alle 5 Minuten 1 Tabl.
nach der Geburt zur Rückbildung der Gebärmutter	Nr. 3 Ferrum phosphoricum im Wechsel mit Nr. 1 Calcium fluoratum 3 x täglich 2 Tabl.
zu wenig Milch	Nr. 2 Calcium phosphoricum
zu viel Milch	Nr. 10 Natrium sulfuricum 3 x täglich 2 Tabl.

Gelbsucht	Nr. 10 Natrium sulfuricum ½ stündlich 1 Tabl.

Gelenkentzündung

am Anfang	Nr. 3 Ferrum phosphoricum im Wechsel mit Nr. 1 Calcium fluoratum ¼ stündlich 1 Tabl.

bei Besserung	Nr. 4 Kalium chloratum im Wechsel mit Nr. 1 Calcium fluoratum 3 x täglich 2 Tabl.
chronisch	Nr. 2 Calcium phosphoricum Nr. 8 Natrium chloratum Nr. 11 Silicea Nr. 6 Kalium sulfuricum im täglichen Wechsel 3 x täglich 2 Tabl.
Eiter	Nr. 11 Silicea stündlich 1 Tablette
Gelenkrheuma	Nr. 9 Natrium phosphoricum im Wechsel mit Nr. 10 Natrium sulfuricum und Nr. 11 Silicea 3 x täglich 2 Tabl.
Gerstenkorn	siehe Augenleiden
Geschwüre	siehe Abszess und Furunkel
Gicht	siehe Gelenkrheuma
Gesichtsschmerzen	Nr. 7 Magnesium phosphoricum ¼ stündlich 1 Tabl. oder als „Heiße Sieben“

Grippe (nicht Virusgrippe)	Nr. 3 Ferrum phosphoricum im Wechsel mit Nr. 4 Kalium chloratum Nr. 10 Natrium sulfuricum stündlich 1 Tabl.
Gliederschmerzen	siehe Muskelrheumatismus
Grauer Star (Katarakt)	siehe Augenleiden
Grippe (Influenza)	
am Anfang	Nr. 3 Ferrum phosphoricum im Wechsel mit Nr. 10 Natrium sulfuricum ¼ stündlich 1 Tabl.
bei hohem Fieber und Hinfälligkeit	zusätzlich Nr. 5 Kalium phosphoricum alle 5 Minuten 1 Tabl.
bei Besserung	stündlich 1 Tabl.
Grüner Star (Glaukom)	siehe Augenleiden
Gürtelrose	Einnahme so früh wie möglich Nr. 5 Kalium phosphoricum im Wechsel mit Nr. 7 Magnesium phosphoricum, Nr. 8 Natrium chloratum und Nr. 4 Kalium chloratum ½ stündlich 1 Tabl.

Haarausfall

über lange Zeit	Nr. 5 Kalium phosphoricum im Wechsel mit Nr. 11 Silicea je 2 x täglich 1 Tabl.

Hämorrhoiden

allgemein

Montag	Nr. 1 Calcium fluoratum
Dienstag	Nr. 11 Silicea
Mittwoch	Nr. 9 Natrium phosphoricum
Donnerstag	Nr. 1 Calcium fluoratum
Freitag	Nr. 11 Silicea
Samstag	Nr. 1 Calcium fluoratum
Sonntag	Nr. 9 Natrium phosphoricum alle 3 Stunden 3 Tabl. ½ Stunde vor dem Essen

bei starken Schmerzen
und entzündeten Knoten

Montag	Nr. 3 Ferrum phosphoricum
Dienstag	Nr. 1 Calcium fluoratum
Mittwoch	Nr. 3 Ferrum phosphoricum
Donnerstag	Nr. 1 Calcium fluoratum
Freitag	Nr. 11 Silicea
Samstag	Nr. 3 Ferrum phosphoricum
Sonntag	Nr. 1 Calcium fluoratum

weißer Zungenbelag	hier wird Ferrum phosphoricum durch die Nr. 4 Kalium chloratum ersetzt alle 2 Stunden 3 Tabl. ½ Stunde vor dem Essen
Halsentzündung (Angina)	Nr. 3 Ferrum phosphoricum im Wechsel mit Nr. 4 Kalium chloratum je 3 x täglich 2 Tabl.
Handschweiß	siehe Fußschweiß
Hautjucken	Nr. 7 Magnesium phosphoricum 3 x täglich 2 Tabl.
zusätzlich bei Übersäuerung	Nr. 9 Natrium phosphoricum Nr. 11 Silicea
zusätzlich bei Leber-Galleleiden	Nr. 10 Natrium sulfuricum 3 x täglich 2 Tabl.
Heiserkeit	Nr. 3 Ferrum phosphoricum
nach Erkältung	Nr. 4 Kalium chloratum ¼ stündlich 1 Tabl.
nach Anstrengung der Stimme	Nr. 3 Ferrum phosphoricum im Wechsel mit Nr. 5 Kalium phosphoricum und Nr. 7 Magnesium phos. stündlich 1 Tabl.

Hepatitis siehe Leberentzündung

Herpes simplex siehe Absonderungen

Herpes zoster siehe Gürtelrose

Herzkrankheiten

Hauptmittel	Nr. 5 Kalium phosphoricum 6 x täglich 1 Tabl.
Angina pectoris bei drohendem Anfall	Ärztliche Behandlung! Nr. 7 Magnesium phosphoricum als „Heiße Sieben“ Nr. 5 Kalium phosphoricum alle 5 Minuten 1 Tabl.
zwischen den Anfällen	Nr. 7 Magnesium phosphoricum Nr. 5 Kalium phosphoricum
zusätzlich bei Blutarmut	Nr. 2 Calcium phosphoricum
zusätzlich bei Harnsäurenaturen	Nr. 9 Natrium phosphoricum Nr. 11 Silicea
zusätzlich bei Herzmuskelschwäche	Nr. 3 Ferrum phosphoricum Nr. 6 Kalium sulfuricum im täglichen Wechsel 5 x 2 Tabl.
bei schwachem Puls	Nr. 2 Calcium phosphoricum 6 x täglich 1 Tabl.

bei Herzklopfen	
allgemein	Nr. 8 Natrium chloratum 3 x täglich 1 Tabl.
Herzinfarkt	Ärztliche Behandlung! Nr. 1 Calcium fluoratum Nr. 3 Ferrum phosphoricum Nr. 6 Kalium sulfuricum Nr. 5 Kalium phosphoricum (Nr. 5 nicht bei Bluthochdruck) 3 x 2 Tabl. im tägl. Wechsel
Herzanfall	Nr. 7 Magnesium phosphoricum als „Heiße Sieben“, dazu Nr. 5 Kalium phosphoricum alle 3 Minuten 1 Tabl.

Heuschnupfen

Vorbehandlung	Nr. 3 Ferrum phosphoricum Nr. 8 Natrium chloratum im täglichen Wechsel 3 x täglich 2 Tabl. 4 - 5 Wochen
im akuten Stadium	Nr. 3 Ferrum phosphoricum im Wechsel mit Nr. 8 Natrium chloratum stündlich 2 Tabl.
Nachbehandlung	Nr. 2 Calcium phosphoricum alle 3 Stunden 2 Tabl.

Hexenschuss	Nr. 4 Kalium chloratum stündlich 3 Tabl., ferner die „Heiße Sieben“

Husten

trocken	Nr. 3 Ferrum phosphoricum stündlich 1 Tabl.
mit Rasselgeräuschen	Nr. 6 Kalium sulfuricum 6 x täglich 1 Tabl.
bei Auswurf	
weiß, weißgrau	Nr. 4 Kalium chloratum
wäßrig, glasig	Nr. 8 Natrium chloratum
gelb	Nr. 6 Kalium sulfuricum
eitrig, dick, gelb	Nr. 11 Silicea und Nr. 9 Natrium phosphoricum
grünlich, bitterer Geschmack	Nr. 10 Natrium sulfuricum
stinkend	Nr. 5 Kalium phosphoricum

Hypertonie	siehe Blutdruck, hoher
Hyperthyreose	siehe Schilddrüse
Hypotonie	siehe Blutdruck, niedriger

I

Influenza	siehe Grippe
Insektenstiche	Nr. 8 Natrium chloratum Einstichstelle anfeuchten, 1 Tabl. zerreiben und auf die Stelle auftragen; ½ stündlich 1 Tabl. oder ½ stündlich die biochemische Salbe Nr. 8 auftragen
Ischias	Nr. 5 Kalium phosphoricum alle 2 Stunden 1 Tabl.
mit schießendem Schmerz	Nr. 7 Magnesium phosphoricum im Wechsel mit Nr. 5 Kalium phosphoricum alle 2 Stunden 1 Tabl.

J

Juckreiz	Nr. 7 Magnesium phosphoricum im Wechsel mit Nr. 11 Silicea je nach Schwere des Falles stündlich 1 Tabl. oder 6 x täglich 1 Tabl.

Karbunkel	
mehrere dicht beieinander stehende Furunkel	Nr. 1 Calcium fluoratum im Wechsel mit Nr. 5 Kalium phosphoricum im Wechsel mit Nr. 10 Natrium sulfuricum ¼ stündlich 1 Tabl.
Karies	Nr. 1 Calcium fluoratum 3 x täglich 2 Tabl.
Katarakt (Grauer Star)	siehe Augenleiden
Kehlkopfentzündung	Nr. 3 Ferrum phosphoricum im Wechsel mit Nr. 9 Natrium phosphoricum im Wechsel mit Nr. 4 Kalium chloratum ¼ stündlich 1 Tabl.
Kieferhöhlenvereiterung	Nr. 6 Kalium sulfuricum im Wechsel mit Nr. 12 Calcium sulfuricum je 3 x täglich 2 Tabl.
Klimakterium	siehe Wechseljahre
Kniegelenkentzündung	siehe Gelenkentzündung

Knochenbildung	Nr. 2 Calcium phosphoricum im Wechsel mit Nr. 7 Magnesium phosphoricum je 3 x täglich 2 Tabl.
Knochenbrüche	siehe Brüche
Koliken	Nr. 7 Magnesium phosphoricum als „Heiße Sieben"
Kopfschmerzen	Nr. 7 Magnesium phosphoricum alle 3 - 5 Min. 1 Tabl. im akuten Anfall als „Heiße Sieben"
Kraftlosigkeit	
nach schweren Krankheiten	Nr. 2 Calcium phosphoricum 6 x täglich 2 Tabl.
Krampfadern	
Montag	Nr. 1 Calcium fluoratum
Dienstag	Nr. 11 Silicea
Mittwoch	Nr. 9 Natrium phosphoricum
Donnerstag	Nr. 1 Calcium fluoratum
Freitag	Nr. 11 Silicea
Samstag	Nr. 1 Calcium fluoratum
Sonntag	Nr. 9 Natrium phosphoricum alle 3 Stunden 2 Tabl. ½ Stunde v. d. Essen

bei starken Schmerzen und Entzündungen	
Montag	Nr. 3 Ferrum phosphoricum
Dienstag	Nr. 1 Calcium fluoratum
Mittwoch	Nr. 3 Ferrum phosphoricum
Donnerstag	Nr. 1 Calcium fluoratum
Freitag	Nr. 11 Silicea
Samstag	Nr. 3 Ferrum phosphoricum
Sonntag	Nr. 1 Calcium fluoratum alle 3 Stunden 2 Tabl. ½ Stunde v. d. Essen

Krupp	Ärztliche Behandlung!
Echter Krupp bei hohem Fieber	Nr. 1 Calcium fluoratum im Wechsel mit Nr. 5 Kalium phosphoricum im Wechsel mit Nr. 8 Natrium chloratum ½ stündlich 1 Tabl.
Pseudokrupp	Nr. 4 Kalium chloratum im Wechsel mit Nr. 2 Calcium phosphoricum
bei kurzem, beschleunigtem Atem dazu	Nr. 8 Natrium chloratum ½ stündlich 1 Tabl.

L

Leber	
als Leberschutztherapie	Nr. 6 Kalium sulfuricum 6 x täglich 1 Tabl.

bei Stauung	Nr. 10 Natrium sulfuricum 6 x täglich 1 Tabl.
bei Druck auf der Leber	Nr. 5 Kalium phosphoricum 6 x täglich 1 Tabl.
Leistenbruch	siehe Brüche
Lumbago	siehe Hexenschuß
Lungenemphysem	Nr. 1 Calcium fluoratum im Wechsel mit Nr. 11 Silicea
Lungenentzündung	Ärztliche Behandlung!
am Anfang	Nr. 3 Ferrum phosphoricum
bei hohem Fieber dazu	Nr. 5 Kalium phosphoricum ¼ stündlich 2 Tabl.
im zweiten Stadium wenn Auswurf einsetzt	
weiß, weißgrau	Nr. 4 Kalium chloratum
wässrig, glasig	Nr. 8 Natrium chloratum
gelb	Nr. 6 Kalium sulfuricum
eitrig, dick, gelb	Nr. 11 Silicea und Nr. 9 Natrium phosphoricum
grünlich, bitterer Geschmack	Nr. 10 Natrium sulfuricum
stinkend	Nr. 5 Kalium phosphoricum

Magenentzündung

akut, mit Übelkeit und Erbrechen	Nr. 3 Ferrum phosphoricum im Wechsel mit Nr. 4 Kalium chloratum alle 10 Minuten 1 Tabl.
dazu	
saures Erbrechen	Nr. 9 Natrium phosphoricum
durchsichtiger Schleim	Nr. 8 Natrium chloratum
Galleerbrechen	Nr. 10 Natrium sulfuricum im Wechsel mit Nr. 3 + 4 alle 10 Minuten 1 Tabl.

Magengeschwür	Nr. 5 Kalium phosphoricum im Wechsel mit Nr. 9 Natrium phosphoricum stündlich 1 Tabl.
nach Abheilung	Nr. 5 Kalium phosphoricum Nr. 2 Calcium phosphoricum Nr. 9 Natrium phosphoricum im täglichen Wechsel 3 x täglich 2 Tabl.

Magensäure

vermehrte	Nr. 9 Natrium phosphoricum sofort n. d. Essen 2 - 3 Tabl.

Magenschleimhaut-entzündung	Nr. 3 Ferrum phosphoricum ¼ stündlich 1 Tabl.
mit Erbrechen	Nr. 8 Natrium chloratum stündlich 1 Tabl.
Magenschmerzen	Nr. 3 Ferrum phosphoricum im Wechsel mit Nr. 7 Magnesium phosphoricum in kurzen Abständen 1 Tabl.
Mandelentzündung	
am Anfang	Nr. 3 Ferrum phosphoricum alle 10 Minuten 1 Tabl.
bei hohem Fieber	zusätzlich Nr. 5 Kalium phosphoricum alle 10 Minuten 1 Tabl.
nach Abklingen des Fiebers	
weißer Zungenbelag	Nr. 4 Kalium chloratum
goldgelber Zungenbelag	Nr. 9 Natrium phosphoricum
gelbschleimiger Belag	Nr. 6 Kalium sulfuricum
bräunlicher Belag	Nr. 5 Kalium phosphoricum stündlich 1 Tabl.
eitrige Mandelentzündung	Nr. 11 Silicea alle 10 Minuten 1 Tabl.

Masern	Fachärztliche Beratung!
am Anfang	Nr. 3 Ferrum phosphoricum im Wechsel mit Nr. 4 Kalium chloratum ½ stündlich 1 Tabl.
hohes Fieber	Nr. 5 Kalium phosphoricum ¼ stündlich 1 Tabl.
bei Auswurf	
weiß, weißgrau	Nr. 4 Kalium chloratum
wäßrig, glasig	Nr. 8 Natrium chloratum
gelb	Nr. 6 Kalium sulfuricum
eitrig, dick, gelb	Nr. 11 Silicea und Nr. 9 Natrium phosphoricum
grünlich, bitterer Geschmack	Nr. 10 Natrium sulfuricum
stinkend	Nr. 5 Kalium phosphoricum
bei Abschuppung	Nr. 6 Kalium sulfuricum ½ stündlich 1 Tabl.
Nachbehandlung	Nr. 2 Calcium phosphoricum im tägl. Wechsel mit Nr. 8 Natrium chloratum 3 x täglich 1 Tabl. über Monate einnehmen
zur Vorbeugung	Nr. 3 Ferrum phosphoricum stündlich 1 Tabl.

Migräne	
vor und während des Anfalles	Nr. 7 Magnesium phosphoricum als „Heiße Sieben“ mehrfach wiederholen
Milchschorf	siehe Flechten
Mittelohrentzündung	siehe Ohrkrankheiten
Mitesser (Akne)	Nr. 9 Natrium phosphoricum
eitrige Küppchen	Nr. 11 Silicea
dunkle schwarze Küppchen	Nr. 8 Natrium chloratum
bei Verhärtungen	Nr. 1 Calcium fluoratum
starke Entzündungen	Nr. 3 Ferrum phosphoricum 6 x täglich 1 Tabl.
Muskelkater	Nr. 3 Ferrum phosphoricum ¼ stündlich 1 Tabl.
Muskelrheumatismus	
akut	Nr. 3 Ferrum phosphoricum im Wechsel mit Nr. 9 Natrium phosphoricum ½ stündlich 1 Tabl.
chronisch	Nr. 3 Ferrum phosphoricum im tägl. Wechsel mit Nr. 9 Natrium phosphoricum alle 3 Stunden 2 Tabl.

Muskelriss

akut	Nr. 3 Ferrum phosphoricum alle 10 Minuten 1 Tabl.
nach Abklingen der Beschwerden	Nr. 1 Calcium fluoratum Nr. 3 Ferrum phosphoricum Nr. 4 Kalium chloratum Nr. 11 Silicea im täglichen Wechsel 3 x täglich 1 Tabl.

Muskelschwäche

besonders nach Krankheiten	Nr. 5 Kalium phosphoricum im Wechsel mit Nr. 2 Calcium phosphoricum je 3 x täglich 1 Tabl.

Muskelverhärtung

besonders Schulter und Oberarme	Nr. 1 Calcium fluoratum 3 x täglich 1 Tabl.

N

Nabelbruch	siehe Brüche
Nackenschmerzen	Nr. 9 Natrium phosphoricum im Wechsel mit Nr. 11 Silicea

Nagelbettentzündung

akut	Nr. 3 Ferrum phosphoricum im Wechsel mit Nr. 11 Silicea alle 10 Minuten 1 Tabl.
chronisch	Nr. 4 Kalium chloratum Nr. 11 Silicea Nr. 1 Calcium fluoratum im täglichen Wechsel 3 x täglich 2 Tabl.

Nasenbluten

bei Kindern	Nr. 5 Kalium phosphoricum 6 x täglich 1 Tabl.

Nasenpolypen	Nr. 2 Calcium phosphoricum 3 x täglich 2 Tabl.
zusätzlich bei schleimigen Polypen	Nr. 4 Kalium chloratum
bei Absonderungen	
weiß, weißgrau	Nr. 4 Kalium chloratum
wässrig, glasig	Nr. 8 Natrium chloratum
gelb	Nr. 6 Kalium sulfuricum
eitrig, dick, gelb	Nr. 11 Silicea und Nr. 9 Natrium phosphoricum
grünlich, bitterer Geschmack	Nr. 10 Natrium sulfuricum
stinkend	Nr. 5 Kalium phosphoricum

Nasenhöhlenentzündung siehe Kieferhöhlenvereiterung

Nervenentzündung

am Anfang	Nr. 3 Ferrum phosphoricum im Wechsel mit Nr. 5 Kalium phosphoricum alle 10 Minuten 1 Tabl.
Lähmungserscheinungen	Nr. 5 Kalium phosphoricum im Wechsel mit Nr. 7 Magnesium phosphoricum alle 10 Minuten 1 Tabl.
Harnsäurenaturen	Nr. 9 Natrium phosphoricum im Wechsel mit Nr. 5 Kalium phosphoricum im Wechsel mit Nr. 11 Silicea alle 10 Minuten 1 Tabl.
Nässe verschlimmert	Nr. 10 Natrium sulfuricum im Wechsel mit Nr. 5 Kalium phosphoricum im Wechsel mit Nr. 7 Magnesium phosphoricum alle 10 Minuten 1 Tabl.

Nervosität

Hauptmittel	Nr. 5 Kalium phosphoricum ¼ stündlich 1 Tabl.
bei allgemeiner nervöser Überreizung	Nr. 2 Calcium phosphoricum 6 x täglich 1 Tabl.

Neuralgien	Nr. 5 Kalium phosphoricum im Wechsel mit Nr. 7 Magnesium phosphoricum
als Zwischenmittel	Nr. 2 Calcium phosphoricum 3 x täglich 1 Tabl.

Nierenbeckenentzündung,
Nierenentzündung Ärztliche Behandlung!

Biochemische Zusatztherapie

am Anfang	Nr. 3 Ferrum phosphoricum alle 10 Minuten 1 Tabl.
bei Fieber, zusätzlich	Nr. 5 Kalium phosphoricum ½ stündlich 1 Tabl.
nach Besserung	Nr. 4 Kalium chloratum im Wechsel mit Nr. 10 Natrium sulfuricum ½ stündlich 1 Tabl.
chronisch	Nr. 6 Kalium sulfuricum Nr. 9 Natrium phosphoricum Nr. 10 Natrium sulfuricum im täglichen Wechsel 3 x täglich 2 Tabl.
bei Schmerzen	Nr. 7 Magnesium phosphoricum als „Heiße Sieben" mehrmals wiederholen

Nierengrieß, **Nierensteine**	Nr. 11 Silicea Nr. 9 Natrium phosphoricum Nr. 10 Natrium sulfuricum im täglichen Wechsel 5 x täglich 3 Tabl.
dazu	Blasen- und Nierentee

Nierenkolik	Nr. 7 Magnesium phosphoricum als „Heiße Sieben“

O

Obstipation	siehe Stuhlverstopfung

Ohrenkrankheiten

<u>Ohrenentzündung</u>	
des äußeren Gehörganges	Nr. 3 Ferrum phosphoricum alle 10 Minuten 1 Tabl.
Furunkelbildung	Nr. 11 Silicea im Wechsel mit Nr. 9 Natrium phosphoricum im Wechsel mit Nr. 4 Kalium chloratum alle 10 Minuten 1 Tabl.
<u>Mittelohrentzündung</u>	Nr. 3 Ferrum phosphoricum im Wechsel mit Nr. 4 Kalium chloratum alle 10 Minuten 1 Tabl.
<u>Mittelohreiterung</u>	Ärztliche Beratung! Nr. 6 Kalium sulfuricum alle 10 Minuten 1 Tabl.
bei abfließendem Eiter	Nr. 12 Calcium sulfuricum alle 5 Minuten 1 Tabl.

Ohrenschmerzen	Nr. 7 Magnesium phosphoricum als „Heiße Sieben“
Ohrengeräusche	Nr. 11 Silicea im Wechsel mit Nr. 9 Natrium phosphoricum 3 x täglich 2 Tabl.
Schwerhörigkeit	
durch Entzündung im Nasen-Rachenraum	Nr. 4 Kalium chloratum Nr. 8 Natrium chloratum Nr. 9 Natrium phosphoricum im täglichen Wechsel 6 x täglich 1 Tabl.
bei Bluthochdruck	Nr. 3 Ferrum phosphoricum 3 x täglich 2 Tabl.
älterer Personen	Nr. 11 Silicea im tägl. Wechsel mit Nr. 8 Natrium chloratum 3 x täglich 2 Tabl.
durch Schwächung der Gehörnerven	Nr. 5 Kalium phosphoricum im tägl. Wechsel mit Nr. 7 Magnesium phosphoricum 3 x täglich 2 Tabl.
Ohrensausen	Nr. 3 Ferrum phosphoricum im Wechsel mit Nr. 6 Kalium sulfuricum 3x täglich 2 Tabl.

Operationen

zur besseren Heilung	Nr. 3 Ferrum phosphoricum im Wechsel mit Nr. 4 Kalium chloratum ½ stündlich 1 Tabl.
zur schnellen Wiederauffrischung der Körperkräfte und des Blutes	Nr. 2 Calcium phosphoricum 5 x täglich 2 Tabl. über mehrere Monate
Osteoporose	Nr. 1 Calcium fluoratum im tägl. Wechsel mit Nr. 2 Calcium phosphoricum 5 x täglich 2 Tabl.

P

Pankreas

allgemeine Erkrankungen	Nr. 11 Silicea 3 x täglich 2 Tabl.
Entzündungen der Bauchspeicheldrüse Anfangsstadium	Nr. 3 Ferrum phosphoricum Nr. 5 Kalium phosphoricum Nr. 11 Silicea im stündlichen Wechsel 1 Tabl.
fortgeschrittenes Stadium	Nr. 4 Kalium chloratum Nr. 10 Natrium sulfuricum Nr. 11 Silicea je 3 x 2 Tabl.

Pickel	siehe Mitesser
Polypen	siehe Nasenpolypen
Prostatavergrößerung	Ärztliche Behandlung! Nr. 1 Calcium fluoratum Nr. 7 Magnesium phosphoricum Nr. 10 Natrium sulfuricum im täglichen Wechsel 3 x täglich 2 Tabl.
Pseudokrupp	siehe Krupp

Q

Quetschungen	Nr. 3 Ferrum phosphoricum ¼ stündlich 1 Tabl.
mit Schwellung	Nr. 4 Kalium chloratum ¼ stündlich 1 Tabl.
zur Resorption	Nr. 11 Silicea 3 x täglich 1 Tabl.

R

Ruhelosigkeit	Nr. 8 Natrium chloratum im Wechsel mit Nr. 11 Silicea 3 x täglich 1 Tabl.

Röteln	siehe Masern
Rückgratverkrümmung	Nr. 1 Calcium fluoratum Nr. 2 Calcium phosphoricum Nr. 8 Natrium chloratum im täglichen Wechsel 3 x täglich 2 Tabl.

S

Salzhunger	Nr. 8 Natrium chloratum 3 x täglich 2 Tabl.
Saures Aufstoßen	Nr. 9 Natrium phosphoricum 3 x täglich 2 Tabl. vor dem Essen
Scharlach	Ärztliche Behandlung! Nr. 3 Ferrum phosphoricum im Wechsel mit Nr. 4 Kalium chloratum ½ stündlich 1 Tabl.
bei hohem Fieber	Nr. 5 Kalium phosphoricum im Wechsel mit Nr. 4 Kalium chloratum ½ stündlich 1 Tabl.
Scheuermannsche Krankheit	Nr. 1 Calcium fluoratum Nr. 2 Calcium phosphoricum Nr. 8 Natrium chloratum im täglichen Wechsel 3 x täglich 2 Tabl.

Schilddrüsen-erkrankungen	Nr. 5 Kalium phosphoricum Nr. 7 Magnesium phosphoricum Nr. 9 Natrium phosphoricum im täglichen Wechsel 3 x täglich 2 Tabl.

Schlaflosigkeit	Nr. 5 Kalium phosphoricum tagsüber 3 x 1 Tabl.
vor dem Schlafengehen	Nr. 7 Magnesium phosphoricum als „Heiße Sieben“

Schleimbeutelentzündung (Bursitis)

am Anfang	Nr. 3 Ferrum phosphoricum im Wechsel mit Nr. 5 Kalium phosphoricum ¼ stündlich 1 Tabl.
nach Besserung	Nr. 4 Kalium chloratum im Wechsel mit Nr. 10 Natrium sulfuricum

Schmerzen

Schmerzen haben die verschiedensten Ursachen, da die Biochemie Schmerzen nicht betäuben will, kommen fast alle Salze in Betracht.

akute Schmerzen	alle 10 Minuten 1 Tabl.
chronische Schmerzen	3 x täglich 2 Tabl. über mehrere Monate

Entzündungsschmerz	Nr. 3 Ferrum phosphoricum
Schmerzen bei Wetterwechsel	Nr. 11 Silicea
Schmerzen mit Taubheitsgefühl	Nr. 2 Calcium phosphoricum
Schmerzen bei blutarmen Personen	Nr. 2 Calcium phosphoricum im Wechsel mit Nr. 8 Natrium chloratum
Schmerzen bei blassen Personen	Nr. 5 Kalium phosphoricum
krampfartige Schmerzen	Nr. 7 Magnesium phosphoricum als „Heiße Sieben"
Schmerzen, die sich gegen Abend verschlimmern	Nr. 6 Kalium sulfuricum
Schmerzen mit Tränenfluss; Verschlimmerung durch Feuchtigkeit	Nr. 8 Natrium chloratum im Wechsel mit Nr. 10 Natrium sulfuricum
Schmerzen nach dem Genuss fetter Speisen	Nr. 9 Natrium phosphoricum im Wechsel mit Nr. 3 Ferrum phosphoricum
Schmerzen mit Lähmung	Nr. 5 Kalium phosphoricum

Schnupfen

wässrig-fließend	Nr. 3 Ferrum phosphoricum im Wechsel mit Nr. 8 Natrium chloratum alle 10 Minuten 2 Tabl.
mit gelblichem Schleim	Nr. 6 Kalium sulf. ¼ stündlich 1 Tabl.

Schuppen	siehe Haarausfall
Schuppenflechte	siehe Flechten
Schwangerschafts-beschwerden	siehe Geburt

Schweiß

zur Anregung bei lange bestehender Schweiß-armut	Nr. 5 Kalium phosphoricum stündlich 1 Tabl.
zur Erzielung von Schweißausbruch	Nr. 3 Ferrum phosphoricum im Wechsel mit Nr. 5 Kalium phosphoricum ¼ stündlich 1 Tabl.
Kopfschweiß der Kinder	Nr. 2 Calcium phosphoricum stündlich 2 Tabl.
Diese Mittel passen alle gut im Wechsel mit	Nr. 11 Silicea

Schwindel

akut	Nr. 5 Kalium phosphoricum ¼ stündlich 1 Tabl.
chronisch	3 x täglich 2 Tabl.
Schwindel beim Bücken	Nr. 11 Silicea
Schwindel durch Blutdrang zum Kopf	Nr. 3 Ferrum phosphoricum

nervöse Schwindelanfälle	Nr. 5 Kalium phosphoricum im Wechsel mit Nr. 7 Magnesium phosphoricum im Wechsel mit Nr. 8 Natrium chloratum
Schwindel bei älteren Personen	Nr. 6 Kalium sulfuricum
Schwindel mit Ohnmacht	Nr. 2 Calcium phosphoricum im Wechsel mit Nr. 8 Natrium chloratum
Schwindel nach dem Essen	Nr. 10 Natrium sulfuricum
Schwindel mit Schwächezuständen	Nr. 11 Silicea
Schwindel bei blutarmen Personen	Nr. 2 Calcium phosphoricum im Wechsel mit Nr. 8 Natrium chloratum
Schwindel durch Innenohrkrankheiten	Nr. 3 Ferrum phosphoricum täglich 3 x 2 Tabl.
zusätzlich	Nr. 6 Kalium sulfuricum im tägl. Wechsel mit Nr. 11 Silicea
Schwindel durch zu hohen Blutdruck	siehe Arteriosklerose
Sodbrennen	Nr. 9 Natrium phosphoricum im Wechsel mit Nr. 8 Natrium chloratum ¼ stündlich 1 Tabl.

Sonnenbrand	Nr. 3 Ferrum phosphoricum im Wechsel mit Nr. 8 Natrium chloratum alle 10 Minuten 1 Tabl.
Stirnhöhlenvereiterung	siehe Kieferhöhlen

Stuhlverstopfung, chronische

auf Grund von Übersäuerung	Nr. 3 Ferrum phosphoricum Nr. 9 Natrium phosphoricum Nr. 10 Natrium sulfuricum im täglichen Wechsel 3 x täglich 2 Tabl.
auf Grund einer Erkrankung der Darmnerven	Nr. 2 Calcium phosphoricum im Wechsel mit Nr. 5 Kalium phosphoricum 3 x täglich 2 Tabl.
bei Blähungen	Nr. 7 Magnesium phosphoricum 3 x täglich 2 Tabl. oder als „Heiße Sieben“
durch Erschlaffung der Darmmuskulatur	
1. Tag	Nr. 3 Ferrum phosphoricum im Wechsel mit Nr. 7 Magnesium phosphoricum alle 3 Stunden 2 Tabl.
2. Tag	Nr. 2 Calcium phosphoricum im Wechsel mit Nr. 9 Natrium phos. alle 3 Stunden 2 Tabl.
zusätzlich	siehe Absonderungen

Subacidität (verminderte Magensäure)	Nr. 8 Natrium chloratum im Wechsel mit Nr. 1 Calcium fluoratum 3 x täglich 1 Tabl.

T

Thrombophlebitis (Entzündung der Gefäßwände)	Nr. 3 Ferrum phosphoricum Nr. 4 Kalium chloratum Nr. 2 Calcium phosphoricum Nr. 10 Natrium sulfuricum im täglichen Wechsel 3 x täglich 2 Tabl.
Thrombose	Nr. 3 Ferrum phosphoricum Nr. 4 Kalium chloratum Nr. 2 Calcium phosphoricum im täglichen Wechsel 3 x täglich 2 Tabl.
Tränenfluss	siehe Augenleiden
Trigeminus	Nr. 8 Natrium chloratum 6 x täglich 1 Tabl.

U

Übelkeit	siehe: Darmentzündung Blähungen Magenschleimhautentzündung Erbrechen
Überbein	Nr. 1 Calcium fluoratum im Wechsel mit Nr. 11 Silicea 3 x täglich 2 Tabl.

V

Venenentzündung	siehe Krampfadern
Verbrennungen	
ohne Blasenbildung	Nr. 3 Ferrum phosphoricum alle 5 Minuten 1 Tabl.
mit Blasenbildung	Nr. 3 Ferrum phosphoricum im Wechsel mit Nr. 8 Natrium chloratum alle 5 Minuten 1 Tabl.
Vergesslichkeit	Nr. 2 Calcium phosphoricum Nr. 5 Kalium phosphoricum wöchentlich im Wechsel 6 x täglich 1 Tabl.

Verletzungen

am Anfang	Nr. 3 Ferrum phosphoricum alle 5 Minuten 1 Tabl.
bei Verunreinigung	Nr. 5 Kalium phosphoricum alle 5 Minuten 1 Tabl.
bei Eiterungen	Nr. 11 Silicea alle 5 Minuten 1 Tabl.

Verrenkung, Verstauchung	Ärztliche Beratung! Nr. 3 Ferrum phosphoricum im Wechsel mit Nr. 4 Kalium chloratum

W

Wadenkrampf	Nr. 7 Magnesium phosphoricum als „Heiße Sieben“

Warzen

morgens	Nr. 1 Calcium fluoratum
mittags	Nr. 4 Kalium chloratum
abends	Nr. 10 Natrium sulfuricum je 2 Tabl. täglich

Wechseljahre	Nr. 7 Magnesium phosphoricum 3 x täglich 2 Tabl.

bei Hitzewallungen

Montag	Nr. 7 Magnesium phosphoricum
Dienstag	Nr. 3 Ferrum phosphoricum
Mittwoch	Nr. 7 Magnesium phosphoricum
Donnerstag	Nr. 4 Kalium chloratum
Freitag	Nr. 7 Magnesium phosphoricum
Samstag	Nr. 3 Ferrum phosphoricum
Sonntag	Nr. 7 Magnesium phosphoricum 3 x täglich 2 Tabl.

Windpocken

am Anfang	Nr. 3 Ferrum phosphoricum im Wechsel mit Nr. 4 Kalium chloratum alle 10 Minuten 1 Tabl.
bei hohem Fieber	Nr. 5 Kalium phosphoricum im Wechsel mit Nr. 8 Natrium chloratum alle 10 Minuten 1 Tabl.
zur Abheilung der Bläschen	Nr. 11 Silicea alle 10 Minuten 1 Tabl.
bei Abschuppung	Nr. 6 Kalium sulfuricum 5 x täglich 3 Tabl.

Wundsein	Nr. 9 Natrium phosphoricum Nr. 8 Natrium chloratum vor der Mahlzeit je 1 Tabl.

Z

Zahnkrankheiten

Zahnen der Kinder	Nr. 7 Magnesium phosphoricum in kurzen Abständen 1 Tabl.
Zahnfleischbluten	Nr. 3 Ferrum phosphoricum 6 x täglich 1 Tabl.
Zahnschmerzen im gesunden Zahn,	
wenn nervös	Nr. 5 Kalium phosphoricum Nr. 7 Magnesium phosphoricum ½ stündl. je 5 Tabl. zusammen in heißem Wasser auflösen
wenn zuckend und bohrend	Nr. 7 Magnesium phosphoricum ½ stündlich als „Heiße Sieben“
Zahnschmerzen mit Wurzelhautentzündung	Nr. 1 Calcium fluoratum im Wechsel mit Nr. 3 Ferrum phosphoricum ¼ stündlich 1 Tabl.
Zahnschmerz mit Eiterung und nächtlicher Verschlimmerung	Nr. 11 Silicea ¼ stündlich 1 Tabl.
Zahnschmerzen nach Erkältung	Nr. 3 Ferrum phosphoricum ¼ stündlich 1 Tabl.

Zahnschmerzen mit Tränen und Speichelfluß	Nr. 8 Natrium chloratum ¼ stündlich 1 Tabl.
Zahnschmerzen mit geschwollener Backe	Nr. 4 Kalium chloratum im Wechsel mit Nr. 11 Silicea ¼ stündlich 1 Tabl.
Zahnschmerzen mit Besserung durch Wärme	Nr. 7 Magnesium phosphoricum ¼ stündlich 1 Tabl.
Zahnschmerzen mit Besserung durch Kälte	Nr. 3 Ferrum phosphoricum ¼ stündlich 1 Tabl.
Zahnschmerzen mit Verschlimmerung im Zimmer	Nr. 6 Kalium sulfuricum ¼ stündlich 1 Tabl.
Zahnschmerzen, wenn Zahn lose und berührungsempfindlich ist	Nr. 3 Ferrum phosphoricum im Wechsel mit Nr. 1 Calcium fluoratum alle 10 Minuten 1 Tabl.
Zahnschmerzen, bohrende	Nr. 7 Magnesium phosphoricum ¼ stündlich 1 Tabl.
Zahnschmerzen mit „Reißen“ vom Ohr	Nr. 7 Magnesium phosphoricum im Wechsel mit Nr. 8 Natrium chloratum ¼ stündlich 1 Tabl.
Zahnschmerzen mit Ohrenschmerzen	Nr. 11 Silicea im Wechsel mit Nr. 4 Kalium chloratum im Wechsel mit Nr. 9 Natrium phosphoricum alle 10 Minuten 1 Tabl.

Parodontose	Nr. 1 Calcium fluoratum Nr. 2 Calcium phosphoricum Nr. 11 Silicea Nr. 7 Magnesium phosphoricum im täglichen Wechsel 5 x täglich 2 Tabl. mindestens 4 - 5 Monate
Karies	Nr. 1 Calcium fluoratum Nr. 2 Calcium phosphoricum Nr. 3 Ferrum phosphoricum im täglichen Wechsel 5 x täglich 2 Tabl. mehrere Monate
Zahnfleischentzündung	Nr. 3 Ferrum phosphoricum Nr. 11 Silicea Nr. 4 Kalium chloratum im täglichen Wechsel 6 x täglich 1 Tabl.
bei Mundgeruch und hellrotem Saum am Zahnfleisch	Nr. 3 Ferrum phosphoricum Nr. 11 Silicea Nr. 5 Kalium phosphoricum im täglichen Wechsel 6 x täglich 1 Tabl.
Zwölffingerdarmgeschwür	siehe Magengeschwür